臨床家の感性を磨く

関係をみるということ

小林隆児［著］

誠信書房

はじめに――本書執筆の動機

本書は精神科医である私が臨床の場で日毎にその重要性を再認識している「感性」について論じたものですが、その大きなきっかけとなったのは、今から二十数年前に開始した母子ユニット（Mother-Infant Unit：以下ＭＩＵ）[*1]での臨床経験でした。それまで大半の精神科医と同様に一対一の面接での治療を中心に経験していましたが、転勤を機に、乳幼児と養育者（主に母親）との関係病理の究明をめざして、子どもと母親を一組のペアとしてともに診ていくというＭＩＵを当時勤めていた大学に創設し、母子臨床を開始しました。そこでの経験は私の臨床を根本から変えてくれました。（自閉症スペクトラムに特徴的とされてきた）子どもの奇異な言動を母親との関係の相でみると、すべて「甘え」にまつわるものであることがわかったからです。その成果は近著『自閉症スペクトラムの症状を「関係」から読み解く』（ミネルヴァ書房、二〇一七年刊）としてまとめましたが、ＭＩＵでの経験で学んだことはそれだけに留まりませんでした。

ＭＩＵでの臨床活動は十四年で幕を閉じ、再び従来の臨床面接のスタイルに戻ったのですが、子どもを母親との関係の相でみることが習慣化した私は、面接において〈患者-治療者〉関係をみることの重要性を強く認識する

＊1　詳しくは拙著『「関係」からみる乳幼児期の自閉症スペクトラム』（ミネルヴァ書房、二〇一四年刊）一―八頁を参照のこと。

ようになりました。子どもと母親の関係をみることは、同時に〈患者-治療者〉関係をみることに深くつながっていることを実感したのです。このことはＭＩＵでの臨床を積み重ねている最中にはほとんど気づかなかったことで、私にとっても大きな驚きでした。まもなく、それまで蓄積してきた母子関係をみるという経験が、「関係をみる」という視点を私のなかに生み出してくれたのだということに気づいたのです。母子関係において生じるさまざまな関係のありようがいかなる〈患者-治療者〉関係においても起こる、ということへの気づきです。より具体的にいえば、母子間に立ち上がる情動の動きとしてのアンビヴァレンスが〈患者-治療者〉関係においても同様に立ち上がることに気づき、それに対する私の感度が磨かれたという実感です。

その思いを強くしたエピソードがあります。

すでに十年あまり前の話です。当時勤務していた大学の心理相談での初回面接でした。七歳の男児が母親と祖母に連れて来られました。母親の心配事は、子どもがアスペルガー障碍ではないかとのことでした。最近、就学相談で教育委員会に出かけたけれど、そこでひどく冷たい対応をされたらしいのです。

私は広い遊戯療法室で三人と会うことにしました。子どもは臨床心理士養成の大学院生が相手をし、私は母親と祖母を相手に面接をすることにしました。子どもたちは遠くで遊んでいました。

母親はまだ怒りが収まらないのか、最初から勢いよくつぎつぎに話を続けていました。聞いてほしいことがたくさんありそうだったので、しばらく黙って聞いていました。

すると、一時間枠の面接でしたが、すでに三十分くらい時間が経ってしまっていました。このまま聞いているだけではこの人はずっと話し続けるのではないかと、さすがに心配になってきました。そこで頃合いを見計らって、それまでに感じていたことをつぎのように語りかけました。

「お母さん、大変でしたね。お母さんの話を聞いていて、とても大変だということがわかりました。お母さんはこれまでまるで『遊びのないハンドルで一所懸命運転してこられた』みたいですね」と。

するとと驚いたことに、それまで一方的に話し続けていた母親が、突然話を止めてしまったのです。母親の目頭がみるみる熱くなってくるのが見ていてすぐにわかりました。しばらく私は黙っていました。すると驚いたことに、遠くにいた子どもが突然大きなボールをこちらの方に投げたのです。母親はすぐに子どもに「だめでしょ。危ないでしょ」と注意しました。でも私には、子どもがなぜそうしたかすぐにわかりました。だから私はおどけて驚いてみせました。すると、さらに驚かされたのですが、子どもはこちらに走ってきて、後ろから母親に抱きついたのです。それはそれは感動的な場面でした。そのとき、なぜ子どもはこんな行動をとったのか、私にはすぐにわかりました。それまで母親は身構えながら緊張して張り詰めた思いだったのでしょうが、先の私の一言で、自分の不安な気持ちを感じ取ってもらったという安堵が彼女の緊張を緩めたのでしょう。子どもから見れば、近寄りがたかった母親がそうでなくなったのです。だから子どもはすぐに反応して、それまで抑えていた「甘え」を先のようなかたちで表現したのでしょう。もちろん、そのとき私も安心して母親に相対することができるようになったのです。

ここでなぜ私が母親との面接で感じたことを取り上げたかといいますと、母親と私の間に立ち上がっているこころの動きは、子どもと母親との間でも同様に立ち上がっていると考えていたからです。わかりやすくいえば、私は母親と自分の間に立ち上がっているアンビヴァレンスを感じ取り、それへの気づきを母親に促すことによって、母子間に同様に立ち上がっているアンビヴァレンスを結果的に緩和することを狙ったということです。

このように、母子の関係をみてきた経験が「母子」だけに当てはまることではなく、〈患者-治療者〉をみることにも相通じることが実感としてつかめてきたのです。

*

この十年くらいでしょうか。大人の発達障碍を論じる書物が矢継ぎ早に出版されています。そのなかでもわが国で名高い精神科医たちの手になる数冊を手に取り、そこに書かれている内容を読んで、あまりにも私の臨床感覚と違うことに驚きを禁じえませんでした。その最大の理由は、彼らは面接で治療者として患者に相対したときに感じている（であろう）さまざまな事象をほとんど取り上げていなかったからです。もちろんその語り口調はやさしく、おそらくは丁寧な面接が行なわれているであろうことは想像できましたが、私にはその面接が患者の真の苦悩に届いていないのではないかという隔靴掻痒《かっかそうよう》の感を強くしました。なぜなら、現にその著者らは発達障碍の精神療法がいかに困難なものかを力説していたからです。

昨年、私は『発達障碍の精神療法』（創元社、二〇一六年刊）を上梓しましたが、そこでの主張を一言でいえば、「〈患者-治療者〉関係のなかでアンビヴァレンスを捕捉し、映し返す」ことが精神療法の要諦であるということでした。このアンビヴァレンスという心理は、これまで精神医学の世界では「相反する感情や思いが同時にその人に立ち上がる」という「個」に内在する心理として描かれてきましたが、私はアンビヴァレンスの原初のかたちを乳幼児と母親との関係の相で捉えることができました。さらに私は、子どもと母親の間に立ち現れるアンビヴァレンスの諸相を観察することができましたが、そこで私が体得したことは、アンビヴァレンスという繊細な情動の動きは臨床家自らが「感じ取る」ことでしか捕捉することはできないという確信でした。

*

ついで私には感じ取れるアンビヴァレンスが他の方々にはなぜ困難なのか、その理由を明らかにしなければならないという課題が、私のなかに大きく膨れ上がってきました。そこで私が本格的に取り組み始めたのが「感性教育」でした。

感性教育を試みた最初の動機は、これまでの臨床教育に対する疑問でした。臨床の場で人が人を理解するという営みにおいて、もっとも大切なものは何かという問題です。確かに大学では、臨床精神医学や臨床心理学の領域で多くの専門教育がなされています。そこでは、人間理解を深めるための多くの知識や経験が教員によって語られています。しかし、その多くはパワーポイントなどの視聴覚教材を用いて語られているはずです。そこでは教員が言葉を通して語ることで学生たちに知識や経験が与えられ、学生はそれを聞いて学ぶという形式がほとんどです。

もちろん、実習教育で学生の経験が語られ、それに対する助言も行われてはいるものの、決定的に欠落しているものがあります。それは、学ぶ側の学生が眼前の患者を前にしてどのようなところに着目し、理解しようとしているかを、直接確認しながら、そこに孕まれた問題を取り扱うという教育です。ここにはとても重要な意味が隠されています。世の中のさまざまな事象を、私たち誰もが大なり小なり異なった関心の相のもとに捉えているものです。事象の何に着目するかは、その人の日頃の関心によって規定されます。それゆえ、教育の場で学生たちに何かを提示する際に、学生たちの関心がどこに向かっているかを無視して一方的に教えることはできません。もしもこのことが配慮されないならば、その教育は教育者の自己満足に終わりかねません。

そこで私は臨床家になるための養成教育を行っている立場から、従来の方法を根本的に変えなければならないという強い使命感を抱くようになりました。具体的には、まずは生身の人間を前にしたとき、私たちはどのように理解しようとするかを実際に体験してもらうことを考えつきました。もっとも、大学の教育の場に患者を連れてくることなどできるはずはありません（私が医学教育を受けていた四、五十年前には、臨床大講堂に精神科に入院している患者さんが連れてこられ、学生の前で供覧されるということが実際行なわれていたものです。今考えれば信じられないことですが）。そこで私が思いついたのは、新奇場面法（Strange Situation Procedure：以下ＳＳＰ）[*2]による母子関係の様相を録画したビデオを学生に見せながら、子ども、母親、さらには母子双方の関係をいかに理解したらよいか、一緒に考えていくという講義スタイルをとることでした。もちろん、対象学生はすでに臨床現場で守秘義務を担う立場で実習教育も経験していますので、講義でも守秘義務を課すという条件つきでの実施でした。

専門教育ですから、専門知識を教授することをないがしろにすることはできません。それは確かに大切なことなのですが、教授される側の学生はほとんど素人同然（と言っては失礼かもしれませんが）の者たちですから、教授の解説でこれが大事だなどと言われると、一所懸命覚えようとするに違いありません。大学の臨床教育は実習教育を除き、このような方法がとられているはずです。

しかし、このような専門知識を一方的に授けるような教育法が本当に私の望む臨床家を育てることになるのかと真摯に考えてみたとき、そうではないのではないかと強く思うようになったのです。というのも、私自身が臨床家としてどのように育てられてきたか、育ったのかを振り返ってみたとき、その大きな違いを痛切に感じざる

＊2　およそ一歳から二歳までの子どもを対象に、実験的に母子分離を行うことで不安を惹起させ、その不安を母親との再会によってどのようにおさめようとするのか、そこで観察されたアタッチメント行動の特徴を検討するという心理学的実験の枠組み。

をえないからです。

私は精神科医ですから医学教育を受けてきた者ですが、振り返ってみると、専門教育の洗礼は解剖学でした。今もって忘れもしないのですが、教授が授業の最初から最後までほとんど黒板に向かって、得々と人体の構造を描きながら、各部位の名称を書いていました。学生であった私たちは必死に黒板を見ながら（人体構造ですから緻密に描かれています。その描写力には感心させられていましたが）、ノートに写し取るという作業を毎日のように強いられていました。教養部で二年間過ごして、これからは専門教育だ、やっと医者になる教育が始まるのだ、と多少なりとも緊張と興奮を感じながら医学部で授業を受け始めたのですが、こんなつまらないことに労力を費やすことに虚しさを感じるようになったのを、今でも悔恨の念をもって思い出します。

勉学意欲の喪失から私を救ってくれたのが、当時から参加していた大学病院外来で行われていた自閉症療育ボランティア活動（村田ら、一九七五）でした。そこでまったく専門知識もないままに、試行錯誤で自閉症の子どもたちと付き合いながら、どうすればよい関係が生まれるか、模索していたものです。今振り返ってみると、そこは私にとって生きた教育の場であったとつくづく思います。なぜなら、その後四十年以上経ちましたが、私自身の臨床研究の土台がいかにこの時期の子どもとの直接的な触れ合いによって生まれたかを、これまでに幾度となく実感してきたからです。当時は何もわからなかったにもかかわらず、子どもと関わるなかで「おや、どうしてだろう？」「なぜ？」とつぎつぎに私のなかに生まれてくる疑問や違和感を抱きながら、スタッフと意見交換をしつつ、考え続けてきたように思います。

当時はまったく五里霧中であったことも事実ですが、何物にも代えがたい経験であったことは確かでした。自閉症に限らず、こころの病に関する知識や常識が四十年以上にわたる私の精神科医としての歴史のなかで大きく変貌したことを振り返ると、専門知識から入るという学びの方法がいかにものの見方を窮屈にするかをいま改めて痛切に思うのです。

＊

ごく最近、このことを強く実感させる出来事がありました。

さきほど述べたように、私は臨床教育で実習に入る前の専門科目で、まずは学生たち（大学院生）に一切の予備知識を与えず、ビデオを供覧し、その母子関係の様相を見た自分の感想を自由に語り合うという方法をとっています。もちろん、私が彼らの発言の真意をより明確にしたり、あるいは他の人たちとの見方の違いについて考えてもらうなかで、次第に自分の見方、感じ方について、自己洞察を深めていくように進行しています。すると学生のするどい感性にいたく感動することが多々あるのです。

たとえば、二歳一カ月の男児で、自閉症を疑われて受診した例でした。確かに私も病歴をとり、病院の外来初診時には自閉症と診断してカルテに記載しました。数日後、改めてＭＩＵで二人の様子を丁寧に観察することにしました。学生たちに見せたのは、そこでＳＳＰを実施して母子関係の様相をビデオに録画したものです。[＊3] その母子関係で私がとくに注目したのは、つぎのような場面でした。

母親は懸命に子どもに遊びを促しますが、子どもは母親を終始避けるようにして他の遊びを続けていました。三分後にストレンジャー（以下ＳＴ）が入ってきて、まもなく母親が退室しました。すると、子どもは母親への

＊3　当時、母親（両親で来院のときは両親）に録画したビデオを手渡し、自宅で両親と振り返ってもらうことをしていましたが、同時に録画ビデオを教育と研究に活用する旨を説明し同意を得ていました。

態度とは対照的に、優しく相手をしてくれるＳＴに対して、控え目ながらも徐々に一緒に遊び始め、数分も経つと自分からＳＴの手を取って遊びに誘うまでになったのです。そんなときです。母親が部屋に戻ってきました。それに気づいた子どもはＳＴのほうに差し出していた手をすぐさま引っ込めて、母親のほうに笑顔を向け、小走りに駆け寄って行ったのです。

私がなぜこの場面に特に注目したのかといいますと、ここに子どもが母親に抱いている微妙なこころの動きがもっとも鮮明に現れていると感じ取ったからです。

このシーンを見たある女子学生は次のように説明しました。

ＳＴと遊んでいるところを見られた子どもは、母親に対する（他の人と仲良く遊ぶと怒られるのではないかという）恐怖心から、まるで何事もなかったかのようにして母親の機嫌をとるように近寄って行ったのではないかと。

彼女はそこに子どもが母親に「媚《こ》びを売る」姿を発見したのです。私はこの学生の観察力の鋭さに感銘を受けました。

その一方で最近、十年ないし二十年以上の臨床経験をもつ臨床心理士数名と大学院生と一緒に、同じビデオを供覧して、自由に感想を語り合う機会をもったことがありました。大学院生は私の教育を受けて二年目でした。ただし、このビデオはまだ見せていませんでした。学生たちに感想を聞くと、私の期待通りの反応でした。しかし、臨床心理士全員はまったく別の見方をしていて、私が母子関係の特徴としてぜひ捉えてほしいところに注目することはありませんでした。私はこの結果に驚くとともに、ある意味ではなるほどといたく納得したものです。

しかし、その内容を聞いていくうちに驚きも隠せませんでした。ある臨床心理士は、子どもの言語発達がどのレベルか、遊び方から発達レベルはどうか、などと考えていました。ついには、この子は自閉症だから（学生たちが観察した点について）そんなことはなかろうと思ったとも語りました。ある方は、子どもと母親の不安の強さを指摘しましたが、母子関係の特徴をどうつかんだらよいかには困惑気味でした。さらに、動作法を中心に経験を積んできた方は、母親が子どもに関わる際の姿勢がやけに棒立ちで不自然なところを指摘するばかりでした。

臨床心理士の方たちの揚げ足をとろうというつもりはありませんが、やはりこの結果にはさすがの私も驚かされました。母子二人が関わりあっている様子を録画したビデオです。素人同然の学生が子どもの母親に対して抱くデリケートなこころの動きを的確に捉えているにもかかわらず、人間の心理を専門に扱い、十年、二十年と経験を積んだ方たちにはそれが難しかったのです。子どもが母親に対して見せるこころの機微を捉えることなくして心理臨床などできやしないのではないかと内心思ってしまいました。

しかし、なぜ彼ら心理臨床の専門家たちがこぞって捉えることができなかったのか、冷静に考えたとき、彼らがこれまでに受けてきた教育・研修・訓練の内容がここに強く反映していることを期せずして学ぶことができたようにも思ったのです。これでは子どものこころを誰が理解してくれるのか、こころの臨床の将来は真っ暗だとも思い、このままではいけない、私の行ってきた教育法は間違っていないと強く確信したものです。

私が教育で用いている母子観察のビデオは、当時ＭＩＵという恵まれた環境で録画したもので、母子二人の様子がよくわかるように、二人の動きを同時に追うかたちで丁寧に録画されたものです。ときにズームアップで子どもの表情も克明に記録されたものです。子どものこころの動きも手に取るようにわかります。

子どもの様子を母子関係の相で観察していたからこそ、先の学生の感想が生まれていることを実感しました。それと同時に、おそらくこれまで行われてきた多くの教育では、子どものみを観察対象とし、子どもの特徴を捉えるという指導が行われてきたからこそ、先のような臨床心理士の方たちの反応があったのだということです。このような経験を積み重ねるうちに、私は「感じ取る」ことの重要性を次第に強く思うようになりました。

＊

私は臨床の場で、どんな患者さんでもこころの動きを感じ取ることが面接において殊のほか重要であることを日々実感しています。それは母子（あるいは患者-治療者）双方の「あいだ」に流れている空気感、距離感のようなものといっていいかもしれません。そうすると、冒頭のエピソードのように驚くべきことがいつも起こるのです。私は、面接で患者さんの話を丁寧に聴くことは当然のこととして心がけています。しかし、患者さんが何を語っているかといったことばかりに意を注いではいません。それとともに、より大切なのは、双方のあいだに立ち上がるものを感じ取り、考えつつ、面接を進めることです。「接面」[*4]（鯨岡、二〇一三）で感じ取ったことを大事にするということです。「関係をみる」とはそういうことを意味します。

本書は、私が最近になってとくに力を入れている「感性」に着目した教育を通して考えてきたことを述べていますが、なぜそのように私が考えるようになったか、その思索の軌跡から述べていくことにしましょう。

＊4　精神科（心理）臨床をはじめとする対人援助において、援助される者と援助する者との間に立ち上がる情動の動きを掴むことの重要性を鯨岡峻は指摘し、その場を「接面」と呼んでいます。「間主観性」とも称されてきたものです。

文献

鯨岡峻（二〇一三）『なぜエピソード記述なのか――「接面」の心理学のために』東京大学出版会
村田豊久他（一九七五）「ボランティア活動による自閉症児の集団治療――6年目をむかえた土曜学級の経過」『児童精神医学とその近接領域』一六巻、一五二―一六三頁

目次

第4章　なぜ「アタッチメント」ではなく「甘え」なのか

――感性教育の実際……107

第1章　こころの病の成り立ちと治療を考える

I　こころはどのようにして育まれるか――「ヒト」から「人」へ

1　こころを実感するのはどんなときか

現在奉職している大学の講義「医学一般」で、私は学部の一年生によくつぎのような問いを投げかけます。「こころはいつ頃から生まれると思うか」「こころはどこにあると思うか」「こころをもっとも実感するのはどんなときか」などです。

とくに最後の質問「こころをもっとも実感するのはどんなときか」に対して、学生は素直につぎのように答えてくれます。福岡市は、プロ野球チームソフトバンクの本拠地ですし、一昨年（二〇一五年）、本学硬式野球部が九州六大学野球で五十五年ぶりの春季リーグ優勝と全日本大学野球選手権大会（神宮球場）への出場を果たすなど、野球のさかんな土地柄です。そのせいかもしれませんが「野球の応援をしているとき」と答えた学生がいました。他には「映画を見て感動したとき」「恋に悩んで胸が苦しくなったとき」などです。

それらの回答を一通り見たとき、そこに共通するのは、からだに平常とは異なった変化が生じているときであることがわかります。

つまり、私たちは「こころ」というものを、「からだ」とりわけ「情動（の変化）」を通して実感しているのです。常日頃は「こころ」と「からだ」は別もの（独立した概念）であるかのように漠然と捉えていますが、現実には両者を不可分な関係にあるものとして実感していることがわかります。このことが、こころの問題を考えるうえでとても大切な視点になります。

2　からだはどのようにして人間らしいものになっていくか

それでは、「こころ」と「からだ」はどのようにして人間らしくなっていくのでしょうか。まずからだについて考えてみましょう。

「ヒト」から「人」へ、生物としてのホモサピエンスから人間へと、発達を遂げる過程を象徴的に示しているものの一つに、乳児期の原始反射の出現と消失、そしてそれに代わって自らの意思で行動するようになるという身体機能の大きな変化を示す現象があります。

新生児期から乳児期前半に出現する原始反射として、モロー反射（仰向けにした姿勢で強い音刺激を与えると抱きつこうとする動作）、吸引反射（口角を刺激するとそのほうに向かって吸引しようとする動作）、把握反射（掌を刺激すると握ろうとする動作）、自動歩行（乳児を支えて両足を床につけると歩こうとする動作）などがよく知られています。これらの反射行動それ自体は、乳児が養育者のほうに近づき、抱かれ、抱きつき、養育者の乳房を握って、母乳を吸う行動の原型を示しています。これらは乳幼児期に養育者との関係が親密になるうえで不可欠な行動であることがわかります。

もっとも、原始反射はあくまで外的刺激が脊髄のみを通過して生じる反射的・自動的な運動であって、この段階で外的刺激は大脳皮質にまで到達していません。つまり、乳児の意思を通さない不随意運動です。しかし、この原始反射は乳児期後半にはすべて消退します。その後、外的刺激は大脳皮質にまで到達し、外的刺激に対して自らの意思で適応的に反応する運動へと変容を遂げます。つまり、当初は不随意運動であったものが随意運動へと再組織化されるということです。

このプロセスで乳児は、養育者との濃密な交流を通して、自分の意思で行動をとるようになります。養育者の愛情に包まれながら、乳児も養育者に甘えながら、交流は深まっていきますが、そのような質の交流が乳児の行動に彩りを添えることになります。ここでは刺激を感じ取り（知覚し）、それに反応して行動（運動）することで、養育者の愛情（情動の動き）を感じ取りながら乳児自身も甘える（情動の動き）ようになっていくのです。

ここでぜひとも記憶に留めてほしいのは、このような濃密な交流段階では、知覚・運動・情動といったこころとからだの働きは、すべてが渾然一体となって同時的に機能していることです。ここに「ヒト」から「人」へと変容を遂げるプロセスの一つの原型をみることができます。

3　こころはどのようにして育まれるか——養育者の成り込みと映し返し

つぎに、こころはどのようにして育まれていくのか考えてみましょう。

新生児の泣き声は当初単調で規則的ですが、次第にその規則性は崩れていきます。そのような変化は養育者には乳児の泣き声の違いとして感じられるようになり、なぜ泣いているのかが世話をするなかで次第にわかってくるものです。お腹が空いたのか、眠いのか、オムツが濡れて気持ちが悪いのか、それとも甘えたいのか、泣き声によってその違いを感じ分けることができるようになります。このような交流を通して乳児の泣き声も変容を遂げ、その違いはいっそう明瞭になっていきます。

ここで養育者は乳児を前にして、乳児の気持ちに成り込み（同じ気持ちになって）、思わず「お腹が空いたのね」「眠いのね」「オムツが濡れて気持ち悪いのね」「よしよししてほしいのね」などと口にしながら適切な世話をするようになります。こういった働きかけを映し返し（ミラーリング）といいますが、このような母子交流を通して、自分のなかに起こったこころの動き（情動の変化）を、なんらかの意味をもったものとして認識することができる道が、次第に乳児に切り拓かれていきます。このプロセスは、自らのこころの動きに対する自己認識が生まれる原型を示しています。

4　人間は価値判断に基づいて行動する

「からだ」と「こころ」が人間らしくなっていく際に、もう一つ忘れてはならない重要な視点があります。人間の人間たるゆえんの一つは、自らの価値判断で行動することにあります。この人間の主観に属する価値判断がどのようにして行われているかということにこそ、客観を重視する自然科学とは異なる人間科学独自の特性があります。価値判断がどのように行われているかを私たちが理解できるか否かは、人間科学の諸領域、とくに対人援助を生業とする領域（医療・看護・保健・保育・教育・福祉など）において、もっとも重要な視点だといえましょう。

じつはこの価値判断には二つの異なったプロセスがあります。両者の質的差異を理解することが、こころの病とその治療を考えるうえでとても重要な鍵となります。

(1) 情動的価値判断――安全感のないとき支配的になる

動物（生命体）としての「ヒト」にとって、自らの行動を判断する際の最大の目的は自己および種の保存です。そのためには、なんらかの外的刺激が身の危険を意味するか否かを直ちに判断することが求められます。種の保存のためにもっとも大切な行動基準だからです。

この種の働きについて、脳科学ではつぎのように説明されています（松本、一九九九）。危険性の瞬時の状況判断を担っているのは扁桃体です。解剖学的にみると扁桃体は大脳辺縁系にあり、発生学的には古皮質に属します。大脳辺縁系は情動中枢といわれているものです。そのため、この価値判断は情動的価値判断といわれます。

身の危険を察知すれば、敵と闘うか逃げるか、即判断し行動に移さなければなりません。これがよく知られている闘争-逃走反応（fight-flight reaction）です。このプロセスには大脳皮質が介在していないので、当事者はそのときには気づくことができず、気づくとしても事後的でしかありません。

(2) 理性的価値判断

それに対して、こんなところでこんなことをすべきではないとか、困っている人を見かけたら助けたくなる、などといった人間らしい行動をする際に、その価値判断を担っているのは（発生学的には新皮質に属する）大脳

表1　コミュニケーションの二重性、行動の価値判断、脳機能

価値判断	意識水準	大脳の局在	反応速度	知覚の精度
情動的価値判断	意識が介在しない（無意識、前意識）	扁桃体（古皮質）	速	粗
理性的価値判断	意識的	大脳皮質（新皮質）	遅	緻

皮質です。これが理性的価値判断で、人間らしさを示すものです。

（3）二つの価値判断の性質の違い

この二つの価値判断の相違点を比較して示したのが表1です。これまで私がコミュニケーションの二重性として指摘した情動的（原初的）コミュニケーションが情動的価値判断のプロセスに、言語的／非言語的（象徴的）コミュニケーションが理性的価値判断のプロセスに該当します。参考までに表2にコミュニケーションの二重性の各々の特性を対比したものを示します。

両者の違いを理解するうえで、わかりやすい例をあげてみましょう。

街灯もない夜道を一人の若い女性が歩いていたとき、何かの物音がすれば、すぐに身をすくめて警戒的態度をとります。そして周りの様子を窺って、何だろうかと考えます。猫が走ったための物音だとわかれば、ほっと胸を撫で下ろし、安心して先に進みます。

このときの前者の「身をすくめて警戒的態度をとる」ときの判断を担っているのが扁桃体で、情動的価値判断による反応です。後者の「猫が走ったための物音だとわかれば、ほっと胸を撫で下ろす」ときの判断を担っているのが大脳皮質で、理性的価値判断による反応です。

両者の価値判断のプロセスを比較したとき、特徴的な相違点があります。判

表2　コミュニケーションの二重性と知覚特性

コミュニケーションの二重性	知覚特性	分化度	発達段階
情動的(原初的)/ヴォーカル [emotional (primitive)/vocal]	原初的知覚	未分化	乳幼児期早期に優位 発達障碍では優位になりやすい
言語的 / 非言語的 [verbal/non-verbal]	視覚、聴覚を中心とした五感	高度に分化	言語発達とともに優位になる

断の反応速度が、前者では格段に速く、後者は遅い。その一方で、知覚の精度は、前者は粗く、後者は緻密（精緻）であることです。

自分の生命を守るためには一刻の猶予も許されません。したがって知覚の精度は粗くても、危険か否かを瞬時に判断して、逃げるか闘うか行動を決する必要があります。よってここでは情動的価値判断が求められます。理性的価値判断はその後でも十分に間に合うからです。

5　理性的価値判断が十全に機能するためには安心感が必須である

たとえ人間であっても、つねに強い不安にさらされるような事態に置かれたならば、情動的価値判断が優位に働き、理性的価値判断は十全に機能しなくなります。したがって、このような事態が長期間継続したならば、人間らしいこころの働きは育まれにくくなります。

人間誰でも生まれてしばらくの間は、つねに未知の世界に置かれ、強い不安にさらされやすいものですが、多くの子どもたちは養育者の保護と世話によって安心感を抱くようになり、未知の世界は不安よりも好奇心を駆り立てるものへと変容を遂げていきます。

こころの病にみられるさまざまな病理的行動の成り立ちを理解するうえで、このような価値判断の違いは重要な鍵を握っています。このことについては、このあと再び取り上げます。

Ⅱ　こころの病はどのようにして生じるか

以上述べたことからわかるように、人間のこころがかたち作られていくためには、養育者との濃密な交流が不可欠です。生まれてまもない乳児が最初に出会う養育者との間でいかなる関係をもつかということは、その後のこころの成長発達を占ううえで根源的な意味をもちます。

では生誕直後から養育者とのこころのつながりに困難が生じたら、乳児にどのような影響が及ぶのでしょうか。私はこのテーマを探るべく、二十年余り前から母子ユニット（以下ＭＩＵ）での臨床研究を蓄積してきましたが、そのなかでわかってきたことは以下の通りです（小林、二〇一四）。

1　人間にとって根源的な不安としての甘えのアンビヴァレンス

乳幼児期の母子関係に深刻な問題を有する事例を対象に、新奇場面法（以下ＳＳＰ、図1参照）を用いて観察した結果、〇歳台の後半から一歳台では、関係の病理として子どもが母親に対して強い「甘えのアンビヴァレンス」を示していることを明らかにしました。具体的には、つぎのような独特の関係の難しさです。

母親が直接関わろうとすると回避的になるが、いざ母親がいなくなると心細い反応を示す。しかし、母親と再会する段になると再び回避的反応を示す。

ここで子どもが養育者に向けているこころの動きを、私は「あまのじゃく」と概念化しました（小林、

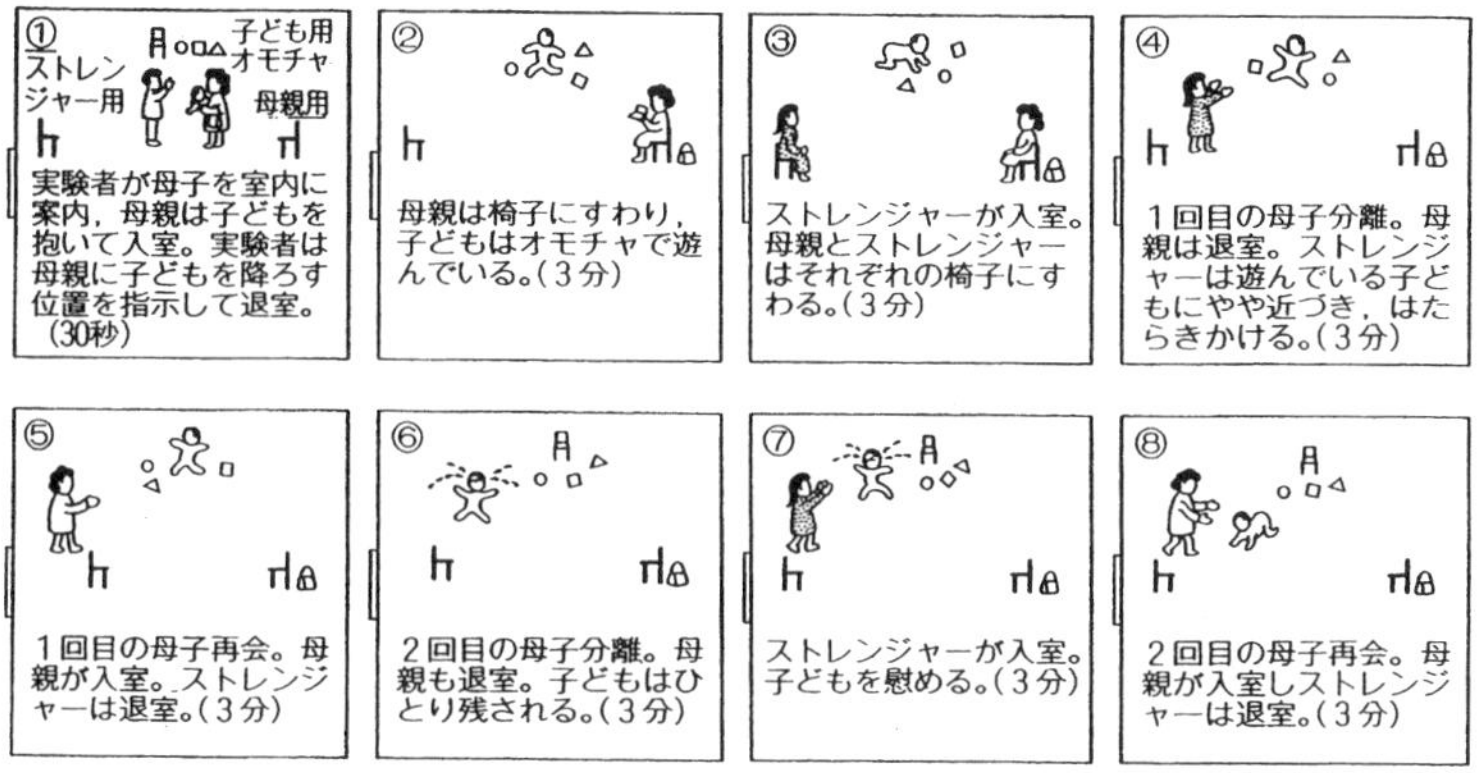

図１　新奇場面法（SSP）

二〇一五）。なぜなら、私たち日本人に馴染み深い言葉によって表現することにより、誰にも腑に落ちるものとなると考えたからです。

この時期、生まれて最初に出会う他者である養育者との間で関係が深まらず、つねに不安と緊張にさらされる事態は人間にとって根源的な不安だといってよいでしょう。とりわけ自閉症スペクトラムの子どもたちは、そのような心理的体験をしていることを忘れてはいけません。

2　根源的不安の軽減のための多様な対処行動

その後二歳台になると、強い不安にさらされている子どもたちは、それを紛らわそう、和らげようとしてさまざまな対処行動をとることがわかりました。その内容を詳細に検討すると表3のようになりました。

(1)　発達障碍に発展するもの

私がＭＩＵで行った研究は、当初自閉症スペクトラムの対人関係障碍の内実を明らかにしたいとの動機から始めたものですので、自閉症スペクトラムをはじめとする発達障碍独特のものがあることは

表3　幼児期に見られるアンビヴァレンスへの多様な対処行動

(1)　発達障碍に発展するもの
①母親に近寄ることができず、母親の顔色を気にしながらも離れて動き回る
②母親を回避し、一人で同じことを繰り返す
③何でも一人でやろうとする、過度に自立的にふるまう
④ことさら相手の嫌がることをして相手の関心を引く

(2)　心身症・神経症的病態に発展するもの
①母親の意向に合わせることで認めてもらう

(3)　操作的対人態度、あるいは人格障碍に発展するもの
①母親に気に入られようとする
②母親の前であからさまに他人に甘えてみせる

(4)　解離に発展するもの
①他のものに注意、関心をそらす

(5)　精神病的病態に発展するもの
①過度に従順にふるまう
②明確な対処法を見出すことができず周囲に圧倒される
③周囲を無視するようにして一人で悦に入る
④一人で空想の世界に没入する

当然予想されたことです。

　SSPでの直接観察例のなかから典型例を示します。

●二歳〇カ月　男児[*1]
　母親はまったく子どもに直接働きかけることなく、じっと椅子に座ったままで子どもを遠くから見つめているだけの異様な雰囲気です。

　母子ともに、互いを前にして、まったく相手に働きかける言動は見られません。母子の間に息詰まるような緊張した空気が流れているのがひしひしと伝わってきます。

　ストレンジャー（以下ST）と母子三人で過ごしていても張り詰めた空気は変わ

＊1　『「関係」からみる乳幼児期の自閉症スペクトラム』事例9（小林、二〇一四、一一八―一二二頁）。

りませんが、母親が退室した途端に、ＳＴが子どもに静かな雰囲気のなかでさりげなく働きかけると、子どもはＳＴに関心を示して応じ始めます。母親がいるときには凍りついたように動けなかった態度とは対照的です。ＳＴの差し出す玩具にも興味を示して、遠慮がちですが手にとることもあるほどです。

しかし、ＳＴと入れ替わって母親が戻ってくると、部屋を出て行くＳＴの後ろ姿を名残惜しそうに、その姿が見えなくなるまで目で追い続けています。

ＳＴが出て行き、再び母子二人になると、途端に先ほどの張り詰めた空気に戻り、子どもの動きも凍りつくようになります。

再び母親が部屋を出て行き、一人ぼっちになると、子どもは黙々とボードにぐるぐると円をなぐり書きすることを繰り返すようになります。母親を前にして無視するような態度をとりつつも、母親が不在になった途端に出現している繰り返し行動は、一人ぼっちになった心細さや不安、緊張を子どもなりに和らげようとする試みであることが見えてきます。

ＳＴが入室して相手をすると、先ほど一緒にしていた遊びを自分からやり始めます。機嫌のよい声も出していま す。

しかし、その三分後、再び母親が戻りＳＴと交代すると、また先ほどしていたボードのぐるぐる描きを繰り返すようになります。

＊　＊　＊

全体の流れを表層的に眺めていると、子どもは母親を無視するようにして一人遊びに興じているように見えますが、母親が退室してＳＴと二人きりになったときの変化や一人ぼっちになったときの変化などを対比しながら見ていくと、子どもの母親に対する強い回避的態度は、われわれ日本人には「拗《す》ねている」と表現してもよいものです。母親は子どものそうした「甘え」を感じ取り応じることが困難であり、かつ何事にもほとんど応じることがないため、子どもは母親に対してどのように行動したらよいかわからないのです。しかし、一人ぼっちになったことによる不安と緊張の高まりを、子どもなりに一時的にでも和らげようとして、ボードにぐるぐると円をなぐり書きする行動を繰り返すようになっています。このような繰り返し行動は「甘えたくても甘えられない」がゆえに生じた不安と緊張への対処行動であることが、じつにわかりやすいかたちで示されています。

ただ、私にとってより大きな発見であったのは、それ以外にもさまざまな対処行動を明らかにすることができたことです。具体的には、表3の（2）～（5）に該当します。

（2）心身症・神経症的病態に発展するもの

心身症・神経症的病態に発展するものと考えられたのが、「①母親の意向に合わせることで認めてもらう」という対処行動です。自分の「甘え」を無条件に認めてくれない母親に対して、なんとか自分の存在を認めてもらおうとすれば、母親の期待に応えてふるまおうとするのはとても自然な反応です。

そのような反応が自閉症スペクトラムを疑われて私のもとに受診してきた子どもに認められたことは、当時の私にとっては驚きであるとともに大きな発見でした。なぜなら私が行ってきた自閉症の追跡調査などで、青年期以降に心身症や神経症を発症する例が少なからず認められていたからです[*2]。

ＳＳＰでの直接観察例のなかから、私にとっても大きな驚きであった例を示します。

●二歳八カ月　男児[*3]

母親の前では思うように相手をしてもらえず、母親に背を向け拗ねていましたが、いざ母親が退室してSTと二人になると、大げさに泣いてみせました。母親が戻ると、母親は子どもの泣き顔をハンカチで拭いてやったのですが、つぎに再び母親が退室して一人きりになると、子どもはなぜかまったく泣かなかったのです（でも母親は自分の不在時に子どもが泣かなかったことを知りません）。そこで母親が（当然子どもはまた泣いていたであろうと思いながら）戻ってきて同じようにバッグからハンカチを取り出して拭こうとしたら、子どもはそのハンカチを取り上げて母親のバッグのなかに自分でしまいこみ、母親の目の前で手を叩いて褒めるように要求したのです。一人でも泣かずに我慢したことを褒めてもらいたかったのでしょうが、このようなふるまいを見ていると、子どもがいかに母親に認めてもらおうと必死になっているかを思い知らされます。

＊＊＊

当時（から今でも）、彼らは傍若無人にふるまう子どもであるかのように思われています。しかし、彼らにも彼らなりに適応的にふるまうよう努める一面があるのです。この対処行動は母親にとっても社会にとっても好ましく、適応的なものに映りますから、幼少期から学童期にかけてこの傾向が続けば、大きな社会的不適応を示すことは少ないでしょう。しかし、それはあくまで仮の適応ですから、思春期を前にして内的衝動（自分のなかの

＊2　『自閉症スペクトラムの症状を「関係」から読み解く』第7章「心身症・神経症様症状」（小林、二〇一七、一五七―一七三頁）を参照のこと。

＊3　『「関係」からみる乳幼児期の自閉症スペクトラム』事例18（小林、二〇一四、九八―一〇一頁）。

欲求）が高まれば、それまで抑えていた思いが耐えきれなくなって爆発するか、強い葛藤をもたらします。そしていつか破綻を来たします。心身症や神経症を発症する素地となるのはそうした理由からです。

（3）操作的対人態度、あるいは人格障碍に発展するもの

ついで操作的対人態度、あるいは人格障碍に発展するものとして、「①母親に気に入られようとする」「②母親の前であからさまに他人に甘えてみせる」といった対処行動があります。これには虐待された経験が反映していることが推測されます。

ここでとても興味深いのは、「①母親に気に入られようとする」行動はわれわれ日本人には「媚《こ》びる」と映りますし、「②母親の前であからさまに他人に甘えてみせる」行動は、母親に「当てつける」「見せつける」と映ります。私たちの日常心理の次元でとてもよく理解できる行動です。

SSPでの直接観察例のなかから典型例を示します。

●二歳九カ月　男児[*4]

子どもは見るからに面白くなさそうに動き回っています。子どもは椅子に座っている母親にさりげなく近づき、背を向けて寄りかかりますが、母親はどう相手をしてよいか戸惑っています。そうかと思うと、急にドアに背を向けながら後頭部をドアに打ち付けます。母親は「痛いよ」と口では注意をしますが、子どもはことさら注意さ

＊4　『「関係」からみる乳幼児期の自閉症スペクトラム』事例22（小林、二〇一四、一二九―一三三頁）。

れることをねらってやったように見えます。

ＳＴが入室して母親の前に座ると、子どもはすぐ近寄って背を向けて寄りかかります。あからさまにＳＴに甘えてみせて母親に当てつけているように見えます。

母親が退室してもとくに反応することなく、子どもはＳＴの手を引いて動き始めます。しかし、相変わらず無気力で気の向くままに動いているだけで、楽しい雰囲気は生まれません。

再び母親がドアを開けて入室しそうになると、すぐに気づいてドアに駆け寄ります。しかし、母親が入ってくると、母親を避けてドアに直接ぶつかるように両手で当たります。その後も相変わらずの動きで、母親が退室しても何事もないかのような態度で、一人で過ごしています。

ＳＴが入室しても変わりなく、代わって母親が入室しても母親に目を向けることなく、一人で遊び続けるのです。

＊＊＊

初診時の病歴聴取で虐待またはネグレクトが強く疑われた事例です。母親の前で思わせぶりに甘えてみせて媚びるかと思うと、見知らぬ女性に甘えては当てつける態度をとります。そうかと思うと、わざとらしく頭をドアに打ち付けて母親に心配させて関心を引こうとします。あの手この手を使って母親の関心をつなぎとめようと必死な様子がとてもよく伝わってきます。

以上のように、子どもの行動を母親との「関係」の相で観察すると、子どもがいかにデリケートなふるまいで、母親との関係を模索しながら懸命に生きているかを感じ取ることができます。子どもの何気ないふるまいに、彼らのこころの襞《ひだ》を感じ取ることができるようになること、それが臨床家に一番求められていることです。なぜなら子どものこころを理解することは、そんなところから可能になるからです。

（4）解離に発展するもの

解離に発展するものとして、「①他のものに注意、関心をそらす」対処行動は乳児期から認められます。母親があやそうとして子どもに目を向けると、すぐさま視線をそらす反応です。

一歳をすぎると、母子分離で不安を示した子どもが母子再会の場面でいざ母親に抱かれそうになると、途端に顔をそらす行動として認めるようになりますし、子どもが何かを手にとって遊ぼうとするので、母親がそれに付き合おうとすると、子どもは途端に他のものに目を移す反応としても捉えることができます。

このような反応は、母親から見れば「落ち着きのない、気移りの激しい」子どもに映ります。のちのち「解離」という精神病理現象に発展することが推測されるものです。

この時期の子どもの反応を見ていると、なぜこのような現象が生じるか、その誘因を捉えることができます。子どもと私たちが遊んでいるとき、こちらの気分が盛り上がって、段々と子どもとの関わりが濃密になって情動興奮が引き起こされそうになると、途端に子どもは何事もなかったように平然とした態度に変わったりします。

私はこのような急激な変化のルーツを、一歳台の子どもが母親の前ではまるで関わりを求めていないかのような態度をとるにもかかわらず、母親が不在になると途端に泣いて求めるが、母親が戻っていざ子どもを抱こうとするとすぐに密着を回避するような態度をとるところに求めることができると思っています。なぜなら、二人の間で情動の共振が生まれそうになると途端に回避的態度をとるからです。情動が興奮していくと、その先どうなるのか、子どもたちは経験的にわからず、強い不安が生じるからだと私は推測しています。

●四歳〇カ月　男児[*5]

ある保育園の園長から相談を受けた事例です。いつもどことなく落ち着かず、集団で活動しているときに一人園庭に出て遊んだり、ときおり唐突に脈絡のないことを言ったり、衝動的に他児を叩いたりするということでした。

早速ＳＳＰで母子観察をしてみると、母親を前にして母親の促す遊びに抵抗することなく従っていますが、自分の思うような遊びにならなくて苛立つのか、常同反復行動や爪先立ち歩きが目立ちます。

その後、私は母親との面接を済ませ、子どもと一緒に遊んでみることにしました。どんな遊びに乗ってくるのか、試してみようと思い立ったのです。しばらくして彼の前にバランスボールを転がしてみました。ふざけた気持ちでちょっかいをかけてみたのです。案の定、子どもは多少なりともはしゃぎだしました。予想通りの反応だったので、さらにちょっかいをかけてみることにしました。次第に遊びはエスカレートしていきました。私は子どもと一緒に気分が次第に高揚していくのを実感していました。そんなときです。私がバランスボールを少し強めに転がしたところ、突然それまでのはしゃいでいた子どものうれしそうな表情は消えてしまい、それに代わってまったくその場に関係ないかのような別人のような態度になってしまったのです。

私は子どもの急激な変化に心底驚くとともに、これはただ事ではないとすぐに気づきました。解離反応だと考えたのです。その誘因となったのは、子どもと私の間で気分が盛り上がり、ますます情動が興奮してきたからだと気づいたのです。

＊5　『「関係」からみる乳幼児期の自閉症スペクトラム』事例43（小林、二〇一四、三五頁）。

この急激な変化は解離の萌芽状態だと気づいたのですが、それとともに思い出した母子事例がありました。

＊＊＊

独身時代に摂食障碍の既往をもち、結婚して子育てをするなかで、子どもが自閉的になったために相談を受けた事例です。治療は功を奏して子どもは活発になり、母子関係も随分とよくなったのですが、あるときさほど広くない診察室で椅子を使って母子と私の三人ではしゃいで遊んでいたときです。母親は、なぜか私のようにははしゃいで遊びに加わることができません。そんなことを感じながら相手をしていると、突然母親は私につぎのようにしみじみと語ったのです。「私は子どもと一緒に無邪気に遊ぶことができないのです。怖いのです。一緒に遊んでいると次第に気分が興奮していき、その先どうなっていくのか不安で仕方ないのです。糸の切れた凧のようで」と。私はこの母親の発言を重く受け止めました。といっても当時（二十年以上前のことです）は、その意味をよくわかっていなかったと思います。でも今思うに、この母親の発言のルーツを、ＭＩＵで日頃からよく観察していたことに気づかされます。

一歳になるかならないかの時期にアンビヴァレンスの強い子どもは、母親が退室して一人ぼっちになると、強い不安に襲われて激しく泣き出します。ところが、母親が戻ってきて母親に抱きかかえられると、パタリと泣き止み、それまでの激しい泣きが嘘であったかのような反応を見せるのです。

本来であれば、このとき子どもは一人ぼっちにされて寂しく辛い思いをさせた母親に怒りをぶつけて、しばしよりいっそう激しく泣き続け、母親に「ごめんなさい」と言わせるものです。そうしながらもしばらくすると、抱かれる心地よさも手伝って次第に穏やかになり、最後には母親に抱かれて気持ちよく眠ることができるのです。自律神経の交感神経系の興奮が収まり、それに代わって副交感神経系の興奮へと移っていくプロセスです。このように不快な状態から快適な状態へと変容していくプロセスを経験することは、心身面の発達にきわめて重要な役割を担っています。身体面では情動を司る扁桃体の機能を高めるとともに、心理面では不安もいつかは安心に変わっていくという揺るぎない確信へとつながるからです。それが母子間の基本的信頼感へと育っていきます。

（5）精神病的病態に発展するもの

最後に、精神病的病態に発展するものとして、「①過度に従順にふるまう」「②明確な対処法を見出すことができず周囲に圧倒される」をあげています。これまでとはかなり性質の異なったもので、より深刻な事態です。なにしろ自分というものがほとんどないに等しい状態だからです。自分の意思で行動するのではなく、母親の意に翻弄されてなされるがままです。あるいは何をどうしたらよいか、途方に暮れて茫然自失の状態になっています。ついで「③周囲を無視するようにして一人で悦に入る」「④一人で空想の世界に没入する」なども列挙していますが、前者は精神病理学的には「軽躁状態」、後者は「自閉、妄想状態」として記載されてきたものを彷彿とさせます。

SSPでの直接観察例のなかから典型例を示します。

●四歳〇カ月　男児[*6]

子どもはおとなしく母親のペースで周りにあるいろいろな遊びを勧められ、言われるままに付き合っていますが、まったく楽しそうな雰囲気は生まれません。STが入ってきても変わらなかったのですが、母親が退室する

＊6　『「関係」からみる乳幼児期の自閉症スペクトラム』事例42（小林、二〇一四、二〇〇―二〇五頁）。

とまもなく、不安と緊張が高まったのか、ぎこちなく遊びながらも上腕がときおり引きつるようなチック様運動が出現しています。母親が戻ると、再び母親のペースで遊びに付き合いつつも、まったく発声が見られません。まもなく母親が退室して一人ぼっちになると、(母親は子どもが一人になっても平気で過ごしていると予想していましたが）突然一人芝居のようにして空《くう》に向かって語りかけ、自分の世界に入り込んでしまいました。文字通り自閉の世界に没入することで、自らの不安と緊張から逃れようとした反応であることを思い知らされました。

その後STに代わって母親の入室でSSPは終えましたが、じつは、その直後父親が部屋に入室して子どもに近づいたとき、子どもが父親に「助けて」とつぶやいたのです。[*7]

＊＊＊

子どもは母親と二人きりの状況に置かれてそこから逃れることができません。だから母親の勧めに従わざるをえなかったのですが、一人ぼっちになった途端に驚くような反応を見せています。一人芝居のように誰かに語りかけるようなセリフを発しています。自閉の世界に没入したことをひしひしと感じさせます。母親はもちろん私もこのような反応を目にするとは想像だにしませんでした。じつに痛々しい光景です。SSPの終了直後に父親に向けてつぶやいた「助けて」ということばには、子どもの切実な思いが表れているといえるでしょう。

以上のように、二歳台以降になると、子どもは自らの不安と緊張への対処行動を彼らなりに身につけていきま

＊7　じつはこのシーンを私自身はほとんど見ていなかったので気に留めていなかったのですが、感性教育のなかで、ある学生がSSP終了後も引き続きビデオを供覧していたために、このシーンに注目して取り上げてくれました。

す。それが、成長発達とともに次第にその人の対人的態度として内在化していく（自分のものとなる）ことが考えられます。人格に組み込まれていくのです。

3　精神医学で症状として捉えられてきたものの多くは対処行動である

以上、こころの病の大半が、生後三年間の母子関係の病理を基盤としながら発展していく可能性を示しました。このことからわかるように、これらの対処行動は次第に恒常化・固定化することによって、それが臨床現場では「症状」として捉えられることになるのです。つまり、生後数年間、とりわけ一歳台から二歳台の間に、子どもはアンビヴァレンスへの対処法を身につけていくことがわかります。

4　症状が前景化し、アンビヴァレンスは背景化する

生後数年で根源的不安としてのアンビヴァレンスは意識下、すなわち無意識の層に潜在化します。つまり、表からその姿を消して背景化し、それに代わって前景化するのが症状なのです。このような対処行動（これまで心理的防衛機制といわれてきたものです）によって、彼らは自らの根源的不安に身をさらされずに済みます。よって、私たちが治療として焦点を当てるべきは、症状ではなくアンビヴァレンスにあるのです。しかし、アンビヴァレンスを扱うことが臨床家誰にとっても困難極まりないことも確かです。

5　こころの病はすべて「発達」の「障碍」である

自閉症スペクトラムをはじめとする発達障碍はなんらかの器質的な原因を基盤としたものだとする考え方がい

まだに一般的ですが、けっして明確な客観的エヴィデンスによって自閉症スペクトラムの病態を説明できるようになったからではありません。その最大の理由は、乳幼児期早期に自閉症スペクトラムの病態が形成される過程を、子どもと養育者との関係の相で丁寧に観察する作業を研究者はこれまで怠り、ブラックボックス化してきたからです。からだもこころも養育者との濃密な関係のなかで人間らしいものへと変容していくことを考えると、たとえ病理的現象であってもその時期の発達のプロセスの内実を養育者との関係の相で捉え、その成り立ちを検証していくことが不可欠だといってよいでしょう。

しかし、乳幼児期早期の病態があまりにも独特なものであったがゆえに、それを心理学的次元で理解することは容易ではなかったのでしょう。だから短絡的に脳障碍にその原因を求めようとしたのだと思います。しかし、それは子どもばかりを見て考えてきたからです。子どもに出現するこころの現象を、たとえそれが病理的であったとしても、なぜ養育者との関係の相で観察しようとしなかったのか、私には不思議でたまりません。おそらくは「関係の相で」などと言えばすぐに投げかけられる、「母原病の再来だ」との批判（というより非難）を恐れたからでしょう。科学的であろうとする研究者としてはじつに情けない話です。

心身症や神経症、人格障碍、解離、さらに精神病などにおいては、対処行動が症状として顕在化するのは学童期から思春期以降になりますので、どうしても発達障碍とは別ものだと考えたくなります。しかし、それは病理的な対処行動が、一見（仮の）適応的であったり、さほど目立たなかったりしたからにすぎません。潜在的なアンビヴァレンスによる不安への病理的対処行動が、発達障碍のように幼少期から強く顕在化しなかっただけのことです。

以上のように考えていくと、こころの病はすべて「発達」の「障碍」として捉えることができるのです。

Ⅲ　こころの病はどのようにしてかたち作られるか

つぎに、こころの病がなぜ多様なかたちをとるかについて考えてみたいと思います。

1　アンビヴァレンスの対処法が適応的か否かがこころの健康の鍵を握る

誰でも大なり小なりアンビヴァレンスを体験することを考えると、その対処法が適応的なものであればあるほど健康的で、逆にそれが非適応的で、人間関係の営みに阻害的であればあるほど、病（理）的なものになります。その際、その人自身が主体的に、自らの意思で適応的な対処法を身につけることがこころの健康の鍵を握るといえましょう。誰にとっても人生を生き続けることは大変な努力を必要とするものなのです。

2　強い情動不安により外界刺激は漠とした侵襲的で恐ろしいものに映る

では不安の対処法が非適応的であった場合、こころの病としての神経症や精神病はどのようにして起こるのでしょうか。情動不安があまりにも強いと、情動的価値判断に基づく反応に支配され、理性的価値判断がうまく働きません。そのため外界刺激はすべからく侵襲的で恐ろしいものに映ります。表1（六頁）に示したように、情動の次元での反応は、知覚の精度が粗いため、外界刺激は漠としたつかみどころのないものに映り、不気味で正体不明なものになります。

3　漠とした環境世界から「かたち」ある環境世界へ

こうした状況に置かれると、人は誰でもそうした不安から脱却するために、その恐れの対象が何かを懸命に探ろうとします。なんらかのかたちあるもの（輪郭のあるもの）として捉えようと努めるということです。そこになんらかの意味あるものを見出すことができれば、対処法も（たとえ適応的なものではないにしろ）明確になるからです。

たとえば、ある特定の対象（先の尖ったもの・外出・暗闇など）に不合理な恐れを示すことによって、漠とした不安から脱却しようと試みる場合があります。それが恐怖症です。

外界の変化を恐れて環境世界を不変なものにしようとする試みは、自閉症のこだわり行動や強迫症に認めることができます。同じように、「こうあるべき」という高い自我理想を抱き、それを強く求めることで自己評価を高めようとすることもあります。その典型例が摂食障碍です。

さらに精神病的反応の例としては妄想形成をあげることができます。統合失調症の発病初期の病態としてよく知られている妄想気分は、漠とした不気味な不安に襲われた状況を示していますが、それから逃れんがための試みの一つが妄想形成です。

以上からわかるように、漠とした不安に身をさらされる事態に置かれたならば、人間誰しもそこから脱出するために懸命にもがきます。漠とした不安から逃れんがために、なんらかのかたちあるものにしがみつこうとします。それによって不安の軽減ないし解消を図ろうとするのです。

そのようにみていくと、精神医学において症状とされているものは、患者にとって「溺るる者は藁《わら》をもつかむ」

心理状態における「藁」のようなものだということがわかります。

病理的でもなんらかの明確な対処法を身につけていれば、一時的には多少なりとも不安の軽減につながりますが、明確な対処法を身につけていない場合は深刻です。表３（５）「②明確な対処法を見出すことができず周囲に圧倒される」はその最たるものです。統合失調症の緊張病型に見られる病像であるカタトニア[*8]はその典型例です。

4　子どもの情動の動きを養育者は共同性を孕んだかたちにして映し返す

生後まもない乳児にとって外界はつねに新奇であるため、強い不安を惹起させることは容易に想像できます。それゆえ養育者の不断の世話に守られながら、養育者の成り込みと映し返しによって、次第に内外からの刺激の意味を獲得できるようになります。こうして自らの世界が組織化されていくのです。

したがって乳児に外界がどのように映っているか、何をしようとしているのか、何をしたいのかを、養育者が感じ分け映し返すことができなければ、乳児は自らの不安を解消する術をもちえず、途方に暮れることになります。安心感をもちえていない子どもや大人の患者にも同じようなことがいえるでしょう。

したがって、人間にとってもっとも大切な営みが、子どもと養育者との間で行われていることがわかります。

＊8　カタトニアは緊張病とも訳され、統合失調症の一亜型とされています。精神運動興奮と昏迷（意識は保たれているにもかかわらず、身動き一つできない状態）を繰り返すのが特徴です。昏迷状態において特徴的な症状としてカタレプシー（catalepsy）や蝋屈症《ろうくつしょう》が有名ですが、類似の病態が青年期・成人期の自閉症スペクトラム障害にも見られることもよく知られています。

子どもの不安や好奇心、興味関心などを養育者は感じ取り、それを具体的に言葉や遊びを通してかたちにしてくれているのです。その核心は、子どもの情動の動きにふさわしい、共同性を孕んだかたちにすることにあります。

5　こころの病から抜け出すための条件

これまで私が論じてきた「こころ」および「こころの病」の成り立ちから考えれば、こころの病から抜け出すためにはどうするか、その方略がみえてきます。それは何かといえば、こころの病を生む元凶としての関係病理としての「甘えのアンビヴァレンス」が、対人関係のなかで緩和されることです。そのことによって、自らの不安が身近で大切な他者との間で和らげられ、結果的に多様な症状が消退していくことが期待されるのです。けっして、この逆ではありません。本来対処行動にすぎない症状だけを治療したところで、不安そのものが解消されるわけではないからです。

こころを病む人は、自らの不安を誰とも分かち合うことができなくなっています。なぜなら「甘えたくても甘えられずに」（アンビヴァレンスとはこのような心理状態をいいます）育ったために、いかに心細くなっても他者に「甘える」＝「頼る」ことができないのです。なぜなら、どうしてそのようになったのかわからず、「甘える」ことはよくないことだと自分自身を責め続けているからです。

ではこころを病む人が何に頼るかといえば、自らなんらかの「かたち」を探し求めてしがみつこうとするのです。それが「症状」といわれてきたものなのです。

Ⅳ　こころの病をどのように治療するか

1　情動水準でのつながりの修復と再生をめざす

こころが育まれていくプロセスにおいて、子どもと養育者をつなぎとめるうえで情動を介したコミュニケーションは中心的役割を果たしています。乳幼児精神保健で情動調律（emotional attunement）や情緒応答性（emotional availability）などが強調されるのは、そのような理由からです。ここで子どもと養育者との間でなんらかの齟齬が生まれると、情動次元で調和（良好な調律）が阻害されることによって、強い情動不安が引き起こされます。そこで生まれるのが、子どもと養育者との間の「甘え」をめぐるアンビヴァレンスです。

したがって治療では、患者（子ども）のアンビヴァレンスを弱め、「甘え」をはじめとするさまざまな思いを自由に表に現すことができるようにもっていくことが肝要です。こころの治療において留意すべきは、情動水準でのつながりの修復と再生なのです。

2　治療者は患者の情動の変化（こころの動き）に気づく

そのためには患者（子ども）の言動ばかりに目をやるのではなく、患者と治療者自身、子どもと母親の関係のありように着目し、そこに生じている「あまのじゃく」としての関係病理を面接の場でアクチュアルに捉えることが重要になります。

じつは筆者の主張する治療においてもっとも重要かつ困難であるのは、関係病理をアクチュアルに捕捉することにあります。なぜなら、一つには関係病理はつねに変化し続ける関係のなかで捉えなければならないからです。さらには、「あまのじゃく」としての患者のアンビヴァレンスは、治療者が捉えようとすると隠れ、治療者が関心を注がないと顔をもたげようとする心理を示しているからです。

3　治療者はその公共的意味を患者に投げ返し、ともに考える

もしも治療者が面接のなかで患者のアンビヴァレンスを捕捉できたならば、原則的に「今、ここで」それを取り上げ、患者に投げ返してともに考えていくように心がけます。その際、治療者のセンス（感性）が問われます。捕捉したアンビヴァレンスを患者に実感をもって抵抗なく理解できるような言葉にし、さりげなく語りかけることが求められるからです。アンビヴァレンスという独特な情動の動きは、感じ取ることができても、それを言葉で表現することは治療者といえども容易にできることではありません。そこで求められるのは、感じたままに率直で素朴な表現を用いることです。ここでの表現は、必然的にメタファ（隠喩）を用いることになります。なぜなら感じたことを何かによって明示するためにはメタファを用いるしか術がないからです。

したがって、私たち日本人であれば、日常的に慣れ親しんでいる言葉を用いなければなりません。間違っても「アンビヴァレンス」のような専門用語を使ってはいけません。なぜならアンビヴァレンスの心理は、具体的にはこれまでの日常生活で体験的に刻み込まれているからです。日常的な言葉で言い表されることによって、患者は自らの生活体験を通してアンビヴァレンスに気づくことができるようになるのです。すると、必ずそれは幼少期の体験記憶にまでさかのぼることとなり、患者のなかで現在と過去の自分がつながっているという気づきに至りま

す。ここに、筆者の求める治療の最終到達目標があるのです。
すでにお気づきだと思いますが、ここで私は患者のこころ（情動）の動きをかたちあるものにしているのです。そのことによって患者の不安は目に見えるものとなり、明確な対処法を見出すことができるようになるのです。

4　こころの治療の核心は何か

拙著『発達障碍の精神療法』で私は、発達障碍に対する精神療法の核心をつぎのように述べています。

発達障碍の起源を、筆者は乳幼児期早期において子どもに生起する「甘え」のアンビヴァレンスにあると考えている。それが結果的に養育者との間に関係障碍をもたらす。そこで子どもはいかなる不安な状況にあっても養育者に救いを求めることが困難となり、ひとりでなんとか全存在を駆使して、自らの不安に対処する方法を導き出す。そこで取られる様々な対処行動はわれわれには不可解なものに映る。臨床の場においてわれわれ臨床家が目にするものの大半はこの対処行動である。それは通常われわれが「症状」と呼んできたものである。よって、治療者が治療の焦点に当てるべき対象は、「症状」ではなく「アンビヴァレンス」である。そのことによって治療者は子どものこころの動きを中心に据えて「関係をみる」ことが可能になる。その際、治療者が心がけなくてはならないのは、子どものこころの動きを感じ取ることを可能にしているのは、自らのこころ、すなわち「主観」だということである。中立的に、子どもの言動を病理的なものとして捉えるような眼差しを向けるのでなく、一人の人間の生き様に関わるという謙虚な姿勢を持ち、子どものこころに自らの思いを重ねるような態度で臨むことが求められる。それなくして人間のこころの病でもっとも重篤な（と筆者は考えている）発達障碍に向き合い、子どもとの関係を切り拓くことは困難である。このことは子どもであろうと、大人であろうとなんら変わらない。「関係をみる」ということは、単に〈子ども-養育者〉関係を「客観」的にみることではない。〈患者-治療者〉関係をみる際に面接で実感する治療者自身の内面のこころの動きに耳を澄ます。このことを通して初めて「関係は変わる」。そこでの治療者自身の体験こそ、養育者自身のそれと重なり合うものなのである。

（小林、二〇一六、一九九―二〇〇頁）

「Ⅱ　こころの病はどのようにして生じるか」の最後で、こころの病はすべて「発達」の「障碍」であるということができると私は述べました。よって、ここで私が述べている精神療法の核心は、発達障碍のみでなく、あらゆる精神病理においても通じるものだということがいえるのです。

5　具体例を通して考える

ここで私が具体的にどのようなかたちで治療を実践しているか、わかりやすい例を一つ紹介しましょう。

●男児　一歳一カ月＊9

非常に落ち着きのないところが目立つ子どもで、母親が働きかけてもほとんど期待した反応を見せないため、母親は育児ノイローゼ状態になっていました。MIUではありませんが、遊戯室で母子治療を行いました。

＊9　『発達障碍の精神療法』のなかの乳児例「唐突に子どもを乱暴に扱う母親」（小林、二〇一六、九五―九九頁）。

一、二週間で母子ともに好転してきました。母親はくよくよすることも減り、男児は人見知りを見せるまでになりました。しかし、母子二人で遊んでいる様子から気になることが目につき始めました。母親の子どもに対する遊び方に、攻撃的とも感じられるほどに強引なところが認められたのです。たとえば、母親がバランスボール用の空気入れを手にとって子どもを目がけて吹き付けるのです。けっして子どもはそんなことを求めているわけではなく、遊びの流れからすれば、唐突な印象がぬぐえません。子どもにすれば恐れを抱かせるほどのものでした。さらに、スタッフが子どもと楽しそうに遊んでいるところを見て、母親はスタッフに負けじと強引に割り込んできます。私はこのような母親の行動の背景に、母親の潜在的な強い攻撃性あるいは怒りを感じ取りましたが、それは自分を認めてもらいたいという承認欲求だろうと思い、このときは扱うことを控えました。

その後も順調な経過を見せていましたが、九カ月後につぎのような印象的なエピソードがありました。言葉が増えたことを私が母親に嬉しそうに話すと、予想に反して母親は不満げに、「でも電車のことばかり言うんですよ」と嘆くのです。私はその反応に驚かされましたが、そのとき母親に子どもと一緒に遊ぶように誘いました。そこで母親が子どもに語りかけている様子を見て、すぐに気づいたのです。母親自身が子どもに語りかけているのが、まさに電車に関した言葉ばかりだったからです。「これは小田急の……、これは東急の……」。私はそれを聞いて驚くとともに、わざと大げさにおどけたようにして、「お母さん、今なんと言ったかわかる！　お母さんこそ、電車のことばかり語りかけているんじゃないの」「子どもが電車のことばかり言うのは当たり前よ」「坊やはお母さんの言うことを一生懸命聞いて、覚えて、話しているんだよ」「お母さんのことを好きだからお母さんの言葉を取り入れているんだよ」と伝えました。そして、「お母さんは『無い物ねだり』なんだ」と楽しい口調で付け加えました。すると驚いたことに、母親はすぐに、「わたし、昔から『無い物ねだり』でした。あの人は頭がいいな、スマートでいいな、きれいでうらやましいな、という思いがとても強く、『これが自分だ』という自信めいたものがない」と語ったのです。「自分がなかった」ことを回想し始めたのです。面接でこのような展開があってから、母親は何かが払拭されたように、子どもへの攻撃的な言動は影を潜め、子どもの思いを代弁するようにして応じるようになっていったのです。

＊＊＊

この治療の最大の転機は、母親の子どもに対して向けるこころの動きに対して、「お母さんは『無い物ねだり』なんだ」と私が楽しい口調で付け加えたときです。なぜ私がそのように表現したかといいますと、母親は子どもの言葉が出ないので心配していたにもかかわらず、言葉が出るようになったら、言葉の内容に不満をもったからです。言葉が出てきたことを素直に喜べないのです。そんな母親の子どもに向けるこころの動きが、欲しいと主張していた物が手に入ったにもかかわらず、他の物が欲しいと駄々をこねている子どもの姿と重なったのです。この母親のこころの動きはまさに「あまのじゃく」と同じ特徴を示しています。私はそれを即座に感じ取って「無い物ねだり」と母親に投げ返したのです。

文　献

小林隆児（二〇一四）『「関係」からみる乳幼児期の自閉症スペクトラム』ミネルヴァ書房
小林隆児（二〇一五）『あまのじゃくと精神療法』弘文堂

小林隆児（二〇一六）『発達障碍の精神療法』創元社
小林隆児（二〇一七）『自閉症スペクトラムの症状を「関係」から読み解く』ミネルヴァ書房
松本元（一九九九）「情報処理の神経機構」松下正明（総編集）『臨床精神医学講座第21巻　脳と行動』中山書店、一七一―一八四頁

第2章 なぜ臨床家は感性を磨く必要があるのか

I なぜ今改めて感性を考えようとするのか

1 症状や診断の概念の拡散と原点回帰

今日の精神科医療現場では大きな混乱が起きています。それは、旧来の精神科診断の枠組みに収まらない病態の激増とその多様性です。このような現象はこれまで精神疾患の軽症化と称されてきた側面がありますが、具体的には、精神運動興奮を呈する統合失調症や躁病の激減、従来のメランコリー親和型のうつ病の減少、それに代わって若年型うつ病を代表とするうつ病の多様化などがあります。このような動向によって、わが国の精神科病院の入院患者は減少の一途をたどっています。さらに精神科医療現場に大混乱を生んでいるのは、大人の発達障碍の爆発的な増加です。そのため精神科クリニックのカルテの診断名の多くは、うつ病と発達障碍だとさえ囁かれるほどです。

　このような現状をみるにつけ、いまや旧来の精神科診断の枠組みは精神科治療を考えるうえでほとんど有用性をもちえないのではないかと疑いたくなるほどです。今から四十年近く前に黒船襲来のごとく大きなインパクトをもってわが国で迎えられたDSMの国際診断分類も、十数年ごとに大きな変更が加えられています。行動科学に依拠した客観的な言動を指標とした診断基準もその妥当性に大きな疑問が向けられるようになり、次第に色褪せ、今ではスペクトラムや併存症の乱立のために、精神疾患の単位そのものの存立基盤も失われつつあるように私にはみえます。

　このような混沌とした状況に置かれている私たち臨床家が今ぜひとも行う必要のあること、それは原点回帰です。そもそも精神科医療において診断という行為がいかなる意味をもつかを考えることです。そのためには、精神科診断学においてもっとも重要な枠組みとして考えられてきた症状の把握について、再考する必要があると思うのです。

2　臨床家は患者の病態をどのようにして把握しているか

　私たち臨床家は、患者を前にしてその病態が何を意味するかを理解することが第一に求められます。その理解なくして診断と治療を考えることはできません。そこで考えてみたいのは、臨床家が患者を前にして病態をいかにして把握するか、そのプロセスです。なぜこのようなことを強調するかといえば、本書のテーマである「感性を磨く」ことを考える際に、そのことの検討が何よりも重要であると考えているからです。

　私は最近上梓した拙著（小林、二〇一七）で、臨床家が患者を前にして症状を把握する際に、いかなるプロセスを踏んでいるかを改めて振り返って検討し、図2のようにまとめました[*1]。その内容を以下に解説します。

（違和感を）感じ取る ⇨ 感じ分ける ⇨ 輪郭を明確にする ⇨ 言葉で表現する

図２　症状の概念生成のプロセス

（1）患者に対して抱く違和感を感じ取る

そもそも症状は正常ないし健常な状態では出現しない病的なものです。よって、新たにその把握の必要性が生まれるのは、臨床家がこれまでに診たことのない特徴を示す患者に遭遇したときです。従来の症状に該当しない特徴をどのように記述したらよいか、しばし頭を悩ませます。その際、臨床家が最初に経験するのが「これまでに診たことがない」という違和感です。「これはこれまで出会ったこと、感じたことのないものだ」と感じ取ることです。

（2）違和感がどのような性質のものかを感じ分ける

ついで行われるのが、感じ取った違和感の特徴がどのようなものか、従来の症状との違いを見極め、その違いを浮かび上がらせることです。あまたの既存の症状を背景（地）化して、今体験しているものを図化する営みです。この作業はいまだその相違点を言葉にする前段階で、「感じ分ける」ことに力点が置かれます。

＊１　この問題について考える契機となったのは、ファインシュタインの著書『臨床的判断 *Clinical Judgment*』（Feinstein, 1967）ですが、その存在を教えられたのは土居健郎（一九九二）『新訂　方法としての面接——臨床家のために』（医学書院）でした。

（3）従来の症状との相違点の輪郭を明確にする

従来の症状にはないものであることが浮かび上がると、つぎに行うのがその相違点の輪郭を明瞭に描き出すことです。それが輪郭を明確にすることです。このことが非常に重要で、臨床家のセンスが問われるところです。その作業では、その輪郭が過去のどのような体験に近似しているかを想起しながら、とことん考え抜くことが求められるからです。言語化する前に体感したことをしっかりと煮詰めていく作業です。ここで大切なことはそれを安易に既成の用語で表現しないことです。

（4）従来の症状学のなかに位置づけ言葉で表現する

最後に重要な作業が、こうして取り出した特徴がこれまでの症状学のなかでいかなる位置を占めるかを検討し、新たな症状として名前をつけることです。それが言葉で表現することです。これによって、初めて症状学のなかに新しい症状が確定されることになります。

3　症状把握の原点は「感じ取る」ことである

このプロセスで私が強調したいのは、第一に、患者の病態を症状として把握する際にまず私たちが行っているのは「感じ取る」ことだということです。つまり、症状の把握は、臨床家が患者を前にして「どこか変だ、おかしい、何かが違うな」と感じ取ることから始まっているのです。

教科書の症状記載の解説を読んだだけでわかったような気になり、安易にそれを当てはめるようなことがあってはなりません。臨床教育は徒弟制で行われなければ、本物は身につかないと私は常々考えてきました。直接患者を前にして先達者（先輩臨床家）から「このところが何々という症状だ」「これが何々という状態だ」と教えてもらう。そのようにしてしか症状把握の能力は身につかないのです。ある対象（患者）を前にしてともに感じ合い、先輩が何を捉えて症状として表現するのかを共有するなかで、初めて的確な病態把握が可能となるのです。対象をともに捉えながらその意味を共有するという共同注視（joint attention）と同じ構造を、ここに見て取ることができます。ここにも、子どもを育てる際の言葉の学びと相通じるものがあるといえるでしょう。

4　既成の症状に当てはまらない場合には「感じたままに」平易な日本語で記述する

私も臨床医になってはや四十年を超え、これまでの経験を振り返ってみると、患者の病態が時代とともに大きく変化しているのを痛感します。その最たるものが俗に発達障碍と安易にラベリングされる病態です。多くの臨床医が発達障碍と診断せざるをえないのは、眼前の患者の病態を理解・把握するための新たな枠組みを持ち合わせていないからです。「誰が見てもこれは紛れもないうつだ」と判断できれば、臨床医は自信をもって「うつ」としてその状態像を把握することができます。しかし、発達障碍と診断される病像には、明確に症状として把握できるものがほとんどありません。だから今日の精神科医療現場が混沌とした状況にならざるをえないのです。

このような状況において、原点に戻って「症状の概念生成のプロセス」を再考することは、非常に重要なことを私たちに教えてくれます。それは、面接で臨床家自身が感じ取った違和感を大切にして、それを正直に自分なりの言葉で表現することが出発点だということです。そうした直に感じ取ったことをなんらかの平易な言葉で表すという営みが、今こそ求められていると思うのです。専門用語で語らないとわかったことにならないなどと思っているとすれば、それは臨床医（臨床家）の思い上がりです。日常語で語ることによってこそ、誰にでもわかり合える道が拓かれるからです。

5 「輪郭を明確にすること」と「言葉で表現すること」の違い

先に紹介した「症状の概念生成のプロセス」はファインシュタインの提案を私なりに改変してまとめたものですが、とりわけ私がファインシュタインの提案を改変した点は「従来の症状との相違点の輪郭を明確にすること」と「従来の症状学のなかに位置づけ言葉で表現すること」とを明確に分けたところにあります。

ファインシュタインは、最後に名付ける作業を designation として両者を一緒に扱っていますが、designation は「名付ける」というよりも、その特徴の「輪郭を明瞭に描くこと」という意味合いをもった言葉であることを考え、このプロセスにおいて「言葉で記述すること description」を追加すべきだと私は考えました。なぜかといえば、designation という作業のもっとも重要な点は、その感覚で捉えた現象の特徴をなんらかのゲシュタルトとして捉え、従来の類似の現象との対比によってその差異を際立たせることにあると考えたからです。ゲシュタルトとして捉える段階と、言語化する段階は明確に分けることこそ重要なのです。[*2] ゲシュタルトして捉え、それを言語化するプロセスこそ、精神療法において臨床家に求められる重要な臨床センスだと考えているからです。[*3]

＊2　「臨床センス」は本書の「感性」とほぼ同義でここでは用いています。
＊3　このことについては『あまのじゃくと精神療法』第2章「メタファと精神療法」（小林、二〇一五、二四―四七頁）で詳細に論じています。

以上のように考えていくと、精神科臨床における症状の意味するものを、私たちは社会的、歴史的、対人関係的文脈のなかで捉えて記述することが求められます。したがって、臨床家は患者との出会いのなかで感じ取ったことを「あるがままに」「感じるままに」「日常語で」「わかりやすく」描くことが大切になります。この段階で無闇に既成の症状名などの専門用語を使うことがあってはなりません。その表現は抽象的でなく具象的であるべきです。そのことによって臨床家のみならず患者や家族も容易に理解することができるからです。ファインシュタインが強調したのもそのような根拠からだろうと思います。

6　なぜ今改めて感性を考えようとするのか

なぜここで私が患者の病態を把握するプロセスについて改めて論じたかといいますと、臨床における治療の標的とされてきた病態を臨床家が把握することは、誰にとってもさほど容易なことではないからです。ただし、私はけっして自分の専門領域である精神医学における症状や精神病理の考え方を強調したいのではありません。いかなる専門領域であっても患者を前にして臨床家はいかにして病態を把握しようとしているか、そのプロセスを省みることによって、改めて症状や精神病理を把握する思考の原理を考え直してみたいと考えたからです。

先に症状を把握するプロセスのなかで最初に求められるのが、患者との「あいだ」で違和感を感じ取ることだと述べました。患者を前にして臨床家はまず何よりも「感じ取ること」が求められるのです。それは感性の働きを意味しますが、これが一筋縄ではいかないこともぜひとも忘れないでほしいと思います。

ただ、強調しておきたいのですが、私がここで読者に求めようとしていることは、精神科医でなくても臨床家（でなくても素人でも）であれば誰にでもできる作業です。このことによって、こころを病む人々を理解する道が誰にでもわかるかたちで切り拓かれると私は考えているからです。

7　症状による診断基準の厳密化によってこころの臨床に未来はあるか

この章の冒頭で述べたように、今日の精神科診断が混沌とした状況にあるとき、症状による診断基準をより厳密にしていくことによって脱皮を図ろうとする思いに駆られる臨床家はおそらく少なくないでしょう。

国際診断分類には各々の精神疾患群の診断基準の最後には必ず「特定不能の……」という診断名が入っています。これは各疾患の中核群と近似していても厳密には該当しないものを指しています。現在国際診断分類で大きな問題となっているのは、この「特定不能」の存在の他に併存症の多さです。いくつもの診断名が一人の患者についてしまうことは稀ではありません。しかし、よくよく考えてみればわかることですが、原因不明とされる精神疾患の診断基準が客観的指標とされる言動に現れる症状でもって構成されている限り、このような問題が生じることは当然のことだといわざるをえません。

現行の診断基準をより厳密に構成して適用することによって、果たしてこの混沌とした状況を抜け出すことができるのでしょうか。今のような現状が続く限りできないと私は考えています。それはなぜかといいますと、私のこれまでの研究から考えてみると、患者が示す症状の大半は、患者に内在している根源的不安であるアンビヴァレンスへの対処法であることから、それが十人十色となるのは必然なのです。相手をする治療者によって、状況によって、所によって、あるいは時代によってその表現型はいかようにも変容するからです。私の経験を振り返ってみても、子どもを診断する際に、年齢によって診断名が大きく変化することは稀ならず起きていました。このことはある意味で必然であって、現行の精神科診断の方法である限り、永遠に続くはずです。

研究者によっては、精神疾患の原因究明のためには診断基準のよりいっそうの厳密化が必要だと主張するかもしれませんが、肝心要の現行の診断基準が十数年ごとに大きく変更されている状況で、どのようにしたら研究対象を絞って一貫した原因究明ができるのでしょうか。診断基準が変更されるたびに、過去の研究とこれからの研究の連続性と整合性はどのようにして保証されるのでしょうか。このようにつぎつぎに疑問が生まれるような診断分類と基準を後生大事にしてそれにしがみついている限り、こころの臨床に未来はありません。

Ⅱ 「関係をみる」ことによって関係病理を捉える

1 治療の焦点は症状ではなく、アンビヴァレンスに当てなければならない

第1章で述べたように、こころの病の起源には子どもが養育者に対して抱く「甘え」のアンビヴァレンスがあると私は考えています。症状はあくまで、アンビヴァレンスによって生まれる強い不安と緊張を紛らわすための対処行動として捉えることができます。したがって、本来あるべきこころの治療の焦点は、症状ではなくアンビヴァレンスに当てなければなりません。

しかし、従来の精神科治療では症状に焦点を当てられることが大半でしたので、アンビヴァレンスに焦点を当てた治療はどのようなものか、おそらく大半の臨床家は戸惑いを禁じえないでしょう。

では面接においてどのようにしてアンビヴァレンスを捕捉し、それをいかに扱うことが治療となるのか、これらの点がこれからのもっとも重要な課題となります。

2　関係病理の妙としての「あまのじゃく」

先に、私は一歳台の子どもとその母親との関係病理を日常語で「あまのじゃく」[*4]と称しました。私が直接目にした母子の関係病理の妙を「あまのじゃく」と表現したのは、私自身の体験を踏まえたとき、もっともふさわしいと実感したからです。「あまのじゃく」は「ああ言えば、こう言う」「（こちらが）右と言えば（相手は）左、（こちらが）左と言えば（相手は）右」と言うように、相手との独特な関係（病理）を示す日常語ですので、誰にでも容易に腑に落ちる言葉です。

「あまのじゃく」な子ども（あるいは大人）と関わっているとき、私たちのこころにどのような動きが立ち上がるのでしょうか。こちらが相手に何かを言って関わりをもとうとする。すると相手は、こちらの意図を感じてかどうかは（確かめようがないため）わからないのですが、ことさらこちらの意図とは正反対のことをしようとする。そんな捻《ねじ》れた関係です。母子ユニット（以下ＭＩＵ）の事例では、新奇場面法（以下ＳＳＰ）という観察の枠組みを通して、母親が関わろうとすると子どもは回避的行動をする、逆に母親が離れようとすると子どもは関わりをもとうとする、というわかりやすいかたちで母子双方の動きを見て取ることができますが、いつもこのようにわかりやすい反応を示すとは限りません。というよりも、加齢とともになかなか容易には捉えがたいものへと変容することになります。そして大人になると、第三者には（客観的には）その動きを捉えることがはなはだ困難になります。なぜなら、こころの動きとしてしか捉えることができなくなるからです。

＊4　『あまのじゃくと精神療法』（小林、二〇一五）に詳しい。

3　いかにして「あまのじゃく」としての関係病理を捕捉するか——具体例を通して考える

そこで肝心なのは、このような場合にどうすれば先の「あまのじゃく」な子どもの反応と同じものだと気づくことができるようになるかということです。それが臨床家であれ誰にとっても難しいことなのです。ですが、このことを実感をもってつかめるようになることが面接の技を磨くうえでの最重要課題なのです。

間違っても「アンビヴァレンス」という概念だけを知ってわかったような気になってはいけません。「アンビヴァレンス」などと専門用語を使うと、当の本人はわかったつもりでも、実際の面接で患者を前にしたとき、「アンビヴァレンス」をアクチュアルに捉えることなどできません。頭でわかるものとは違うからです。だからこそ私はあえて日常語で「あまのじゃく」と表現したのです。

では、私が面接で関係病理をいかにして捉えているか、その実例を示します。

●二歳一カ月　男児[*5]

自閉症を疑われての受診。ＳＳＰで観察された母子関係の様相のなかで私がとくに注目したのは、つぎのような場面でした。

母親は懸命に子どもに遊びを促しますが、子どもは母親を終始避けるようにして他の遊びを続けていました。

＊5　『「関係」からみる乳幼児期の自閉症スペクトラム』事例11（小林、二〇一四、一五五―一五八頁）。本書「はじめに」で取り上げたものと同じ事例です。

三分後にストレンジャー（以下ＳＴ）が入ってきて、まもなく母親が退室しました。すると、子どもは母親への態度とは対照的に、優しく相手をしてくれるＳＴに対して、控え目ながらも徐々に一緒に遊び始め、数分も経つと自分からＳＴの手をとって遊びに誘うまでになったのです。そんなときです。母親が部屋に戻ってきました。それに気づいた子どもはＳＴのほうに差し出していた手をすぐさま引っ込めて、母親のほうに笑顔を向け、小走りに駆け寄って行ったのです。

＊＊＊

ＳＴと遊んでいるところを見られた子どもは、母親に対する（他の人と仲良く遊ぶと怒られるのではないかという）恐怖心から、まるで何事もなかったかのようにして母親の機嫌をとるように近寄って行っています。そこに子どもが母親に「媚《こ》びを売る」姿を見て取ることができますが、自分の「甘え」を母親に見られまいとしてすぐさまそんな自分の姿を隠そうとしています。まさに「隠れん坊」の遊びでの子どもの姿を彷彿とさせます。

同じようなこころの動きのゲシュタルトを、つぎの大学生の面接においても捉えることができます。

●二十二歳　男性（大学四年）（学生相談）

「就活中だが、不安定になる」「自分はＡＤＨＤではないか」との相談でした。スーパーウーマンのような母親に育てられ、母親の思いがしっかりと彼のなかに埋め込まれてしまい、いまだに強い怯えともいえる対人不安が支配的な人です。「蛇ににらまれた蛙」という状態です。私は母親の存在が大きいことを見て取り、まずは母親について聞いていきました。するとつぎのように語り始めました。

「母親は僕とは正反対の人。とても明るくて人付き合いが上手。人前で普通に立ち回る。誰にも好印象を与える。賢い人」と表現します。そんな母親が教えている塾に通わされていたとも言います。（ここで初めて母親にいやいや通わされていたことが表現されています）。塾に通っていても「自分だけ問題が解けない。他の人ができるのに悔しい。兄はすごく賢い。要領がよい。自分は簡単な問題もできない。うまく勉強をこなせないから恥ずかしくて泣いていた。すると僕は母親に襟首をつかまれて、リビングまで引きずられ、叩かれたことがある」とまで言うようになりました。それを聞いて私は思わず「それはひどいね」と言うと、彼は言下にそれ（ひどい仕打ち）を否定し、「そうじゃないんです。ものを知らなくてすみません」「（母親のことを）怒ると感情をコントロールできない。でもヒステリック……ではありませんけど」「（小学生のときのソフトボール部の監督について）罵声……ではないんですけど、浴びせられた」などと語り、ヒステリックな母親であるにもかかわらずそんな思いを引っ込める、監督から罵声を浴びせられたにもかかわらず、罵声ではないかのように引っ込めるのです。

＊＊＊

彼の発言で非常に目についたのは、母親に対する自分の怒りの感情が口から出そうになると、慌てて引っ込めようとするため、途中で言いよどんでしまうことです。すると先ほどの発言を修正し謝っています。目の前に母親がいなくても強い怯えが染みついてしまっているような印象を与えます。母親へのアンビヴァレンスが高じてしまい、自分を表に出すこと自体に強い困難を感じさせる、というよりも自分の思いを語ろうとするとすぐに恐れが高じて、つい思いを引っ込めているのです。

この男子学生の語り口調の変化と、先の二歳一カ月の男児が母親の入室に気づいてすぐに見せたふるまいの変化、双方（子どもと母親、学生と私）の間のこころの動きに、私は同型性のゲシュタルトを見て取っています。

自分の思い（本音）を出そうとするとすぐに相手に気づかれる怖さが生じて思わず隠そうとしているからです。

4　「あまのじゃく」と「隠れん坊」（土居健郎）

このような関係病理の妙を、私は「あまのじゃく」と表現しましたが、「甘え」理論で有名な土居健郎は同様の関係病理を「隠れん坊」と称しています。そのことを述べた「隠れん坊としての精神療法」という論文から、土居が精神療法の本質を「隠れん坊」という遊びに喩えた箇所を引用します。

精神療法の本質が隠れん坊だと私が言う意味は、この際患者は自分の病気の秘密を探し出すように治療者に仕向けられるからである。患者は言うなれば途方に暮れた鬼であって、それで治療者が助けに来たというわけである。しかし病気の秘密はもともと患者自身の中に隠れているのであるから、精神療法の隠れん坊は患者自身の心の中で行われると言うことができる。であればこそむつかしいので、治療者の助けが必要となる。時にはあたかも治療者が鬼で患者は治療者の眼を逃れようとしているように見える場合もあろう。あるいは患者の方が鬼になって治療者の秘密を探ろうとするように見えることもあろう。（土居、一九九七、九五頁）

「あまのじゃく」と表現できるような関係の難しさがあるため、こちらが見つけ出そうとすると、相手は隠れてしまう。そのことを土居は「隠れん坊」と称したのですが、さらに重要なことを土居は指摘しています。

精神療法では、患者自身のこころのなかにある秘密を自分で探し出さねばならないのですが、それは一人では困難であるため治療者の助けが必要であると述べつつも、「患者のほうが鬼になって治療者の秘密を探ろうとするように見えることもある」と指摘しているところです。患者の秘密を解き明かすには、治療者自身の秘密をも解き明かす必要性に迫られるとの主張です。

5　臨床家自らのアンビヴァレンスに気づかなければならない

さらに土居は晩年、集団療法において患者のアンビヴァレンスはどのようなかたちで捉えることができるかについて語るなかで、つぎのように述べています。

この甘えとアンビヴァレンスとは実は背中合わせなのである。〔中略〕それはしばしば非常に微妙な、それこそ言語化されないような、声の抑揚、身振り手振りといったような所作であることが多い。ただ、このような微妙な手掛かりを捉えるためには、治療者自身、十分「甘え」の心理に習熟していなければならないだろう。なによりも自分の甘えがわかっていなければならない。言い換えれば自分のアンビヴァレンスが見えていなければならない。そしてそれこそ最も困難なことであるといわなければならないのである。

（土居、二〇〇九、二六—二七頁）

つまり土居は、患者のアンビヴァレンスという秘密を解き明かすためには、治療者も自らのアンビヴァレンスに気づいていなければならないとしています。患者の秘密のみでなく治療者自らの秘密をも解き明かす覚悟が精神療法には必要だと述べているのは、まさにそのことを指していると思われるのです。

以上のようにみてくると、「あまのじゃく」としての患者のこころの動きは、面接のなかで治療者を前にしてまさに「隠れん坊」のごとき動きをみせて、自分の本性（つまりはアンビヴァレンス）を隠そうとしている姿を示しているといえます。

Ⅲ 「関係をみる」とはどういうことか

1 アンビヴァレンスは臨床家自ら感じ取ることでしか捕捉できない

第1章で、根源的不安としての甘えのアンビヴァレンスが、こころの病の基底にあることを指摘しました。よって、その根本的治療にはこのアンビヴァレンスに働きかけることが求められます。間違っても表に現れた症状に幻惑されてそればかりに焦点を当てることがあってはなりません。表向き患者は臨床家に症状で苦しみを訴えますが、それは彼ら自身がアンビヴァレンスに気づくことへの極度の恐れを抱き続け、それに代わって症状を呈することによってなんとか自分を保っているからです。

一歳の時点で子どもは養育者に甘えたいにもかかわらず、その思いをストレートに訴えることができないのはなぜか、その思いを理解することが私たち臨床家にはまず何よりも求められます。幼い子どもが生き続けるためには養育者に逆らうことはできません。そんな健気な思いを、私はSSPで数多くの子どもの姿から発見してきました。

では臨床家は、アンビヴァレンスをいかにして捕捉できるでしょうか。

土居が述べているように、臨床家が患者のアンビヴァレンスをわかるようになるには、自らのアンビヴァレンスがみえていなければなりません。なぜならアンビヴァレンスという独特なこころの動きは、臨床家自らのこころの動きとして感じ取ることでしか捕捉できないからです。

その実例を私は先に示しましたが、なぜこのようなことが可能かといえば、それは人間の情動というこころの働きは、二者間（あるいは不特定多数でも）で共振するという性質を有しているからです。悲しみにくれている人の側にいれば、こちらにも同様の悲しみが襲ってきます。だからこそ私たち人間に、共感というこころの働きが可能になるのです。

2　アンビヴァレンスを捕捉するためには「関係をみる」ことが必須である

もともと精神医学（臨床心理学）の世界では、アンビヴァレンスは「個」のなかに働く心理として捉えられてきました。しかし、私はＭＩＵでの臨床研究を通して、アンビヴァレンスの起源を乳幼児期の母子関係の病理として直接観察し、捉えることができました。このことはその後の私の臨床実践において中心的な役割を果たしていることを日々実感しています。アンビヴァレンスという心性を、関係の病理として捉えることの重要性を発見できたからです。つまり、「個」の心理特性とされてきた「アンビヴァレンス」を発達的観点からみると、関係の病理として捉えることができるということです。すると、いかなる年齢層であっても、またいかなる病態であっても、患者との間に類似の（同型性の）関係病理を容易に面接のなかで見出すことができるようになりました。さらには精神療法での治療機序を考えるうえで、そのことをいかに扱うかということが、精神療法の核心に触れるほどに重要なことにも気づくようになりました。

そこでとりわけ考えなければならないのは、「関係をみる」とはそもそもどういうことか、これまで臨床家にとって一般的であった「個をみる」ことと本質的にどのような違いがあるか、という問題です。

3　アンビヴァレンスはどのようなかたちで「関係」のなかに立ち現れるか

ここでいくつかわかりやすい例を取り上げてみましょう。最近ある精神科クリニックで私が経験した面接場面です。

●二歳十一カ月　男児

最近ある雑誌に掲載された拙論を読んだ女性が、孫の相談を希望してその母親とともに受診しました。子どもは小柄で、動きが激しく、診察室でおとなしくしていません。イライラしたような甲高い声をあげています。主に祖母が話し、母親も子どもの相手をしてくれないので、面白くないのか、物を手当たり次第に放り投げたり、床に寝そべります。そうかと思うと、本棚の本を取り出してペラペラめくります。ついにスチール製の戸棚にかけてあった鍵をいじってとろうとします。周囲の大人たちが慌てて目をやるとさも嬉しそうな表情を見せます。

子どもは母親を避けるようにして、さりげなく私のそばに寄ってきます。話の途中でも私が手招きして誘うと寄ってきます。子どもが周りの様子を見ながら、いかにして気を引こうかと彼なりに必死になっていることがよくわかります。

狭い面接室でしたが、そこで子どもの様子を家族と一緒にそれとなく観察していると、そこに「甘えたくても甘えられない」こころの動きを見て取ることはさほど難しいことではありませんでした。

そんな思いを抱きながら、なぜこの子はそんな気持ちになったのか、家族背景を詳しく聞いていきました。するとつぎのような大変な事情があったことがわかってきたのです。

最初に子どもの異常に気づいたのは保育士をしている叔母でした。一歳をすぎた頃から表情が乏しいことが気になっていたそうです。一歳半には、子どもがにこにこしない、目が合わないことを祖父母が心配しています。私は母親ではなく他の身内の者が最初に子どもの異常に気づいているのが気になりました。母親には子どもの異常に気づきにくいような事情があるに違いないと思ったからです。

また一歳までは「アン(パンマン)」、「オワーッタ(終わった)」、「アカ(赤)」など、片言をしゃべっていましたが、以後まったく語彙は増えず、次第に言葉は消えていきます。

二歳上の姉は今でも強い人見知りがありますが、とくにこの子を妊娠中、母親以外の誰にも抱かれたがらないため、母親がいつも抱っこして相手をしてやらないといけませんでした。毎晩深夜の二時まで目を開けて泣き続け、寝つかせるまでに数時間かかり、食事も二時間ほどかかったそうです。今でも母親が少しでもいなくなると、すぐに探してそばに居ようとします。

男児が一歳二カ月の頃、姉に手がかかって大変なので、少し早く幼稚園に通わせるようになります。男児も母親に抱かれて片道四十分ほどかけての送迎での付き合いが始まりました。

母親は姉の世話に手を焼き、自分一人ではとても対応できず、助けを借りたい状況にあったのでしょう。しかし、父親の仕事は夜勤で、家にいるときは寝てばかりの生活で、子育ての協力などまったく当てにできませんでした。

一歳になってまもなく、母親は次子を妊娠しますが、六カ月で流産し、一週間の入院を余儀なくされます。

一歳十カ月、三度目の妊娠は八週で再び流産となりますが、その直後に、新居に引っ越します。しかし、その頃インフルエンザに罹患し、近くの実家に帰ります。咳があまりに激しくて肋骨を二本折ったことがあとで判明するなど、つぎつぎに大変な事態が起こっています。

母親にべったりの姉に反して、男児は生まれてからずっとおとなしく、よく眠り、よく食べ、哺乳瓶を自分で手にとり、一人で飲んでいたといいます。

＊＊＊

私はこれまでの話を聞いていて、とても重い気分に襲われました。この子は母親のお腹にいるときから、姉の泣き声とイライラした母親の気持ちを全身で感じ取りながら胎内生活を送り、生まれてからもつぎつぎと襲ってくる事態に接して、心細いながらもどうにかしようともがいていたのでしょうが、なす術もなく一人おとなしく過ごしていたのではないかと想像したのです。

この子は胎生期からあわただしい胎内環境に置かれ、生まれてからも同様の状態が続き、外界に対して鋭敏な感覚を研ぎ澄まし、彼なりにどうふるまったらよいかを考えながら、必死の思いで生きてきたことは想像にかたくありません。

もう一つ事例を取り上げてみましょう。

●三歳六カ月　男児

母親の心配は、子どもが何を聞いてもオウム返しでの反応が多い。自分が思うようにならないと激しいかんしゃくを起こし、道端に生えている雑草を口に入れてかじるほどだということでした。最近相談に行ったある児童精神科医に自閉症スペクトラム障碍（以下、ＡＳＤ）と診断されたあと、両親が私の意見を求めての受診でした。一人っ子でしたが、一年半前つぎの子を流産したとのことでした。

診察室に入ると、子どもは椅子に座った両親のうちなぜか父親の膝の上に乗りました。早速、何に困っているか、そして周産期からの経過を丁寧に聞いていきました。前半、主に母親からの話を聞いていると、確かにＡＳＤと診断したくなるような行動が随所に語られていました。

子どもはしばらくの間、おとなしく父親の膝の上に乗っていましたが、飽きたのか、今度は母親のほうに移っていきました。母親は子どもを私のほうに向かせて座らせ、話を続けていました。

私は子どもに何気なく「○○チャン、おいで」と（私のほうには来ないだろうなと思いつつも）両手を子どもの前に差し出して優しく声をかけてみました。すると私の予想に反して、（反射的と思われるほど）すぐに私のほうに移り、抵抗なく私に抱かれたのです。あまりの急な反応に私は正直驚くとともに、母親の気持ちを察しつつ、「すぐに私のところに来ましたね。初めて会ったおじさんに（本来であればおじいさんとなるところかもしれませんが）こんなに抵抗なく行くのを見たら、お母さんとしてはたまりませんよね」と、子どもの反応にさりげなく注意を促しました。さらに驚いたのは、しばらくすると（一、二分後）子どもは私のほうをちらっと見て、自分がなぜここにいるのだろうかと怪訝そうな戸惑いの表情さえ見せたのです。

このとき私は、子どものあまりにためらいのない反応とその後の戸惑いは、母親との関係を探るうえで重要な意味をもっていると直観しました。そして再びこれまでの子育ての苦労話などを聞いていきました。

すると見るからに優しそうで子ども思いの父親から、子育てをめぐってよく母親と口論になることが語られ始めました。父親の言い分では子どもへの接し方があまりにもゆとりがなく、しつけも厳しすぎるというのです。

具体的に聞いていくと、本を前にして子どもに教えているのをそばで見ていると、子どもが思うように反応してくれないと次第に苛立つのがわかるほど声の調子が変わるというのです。そばで聞いていた母親にたずねると、そんなことはないと言下に否定しました。家庭事情を聞いてもさほど逼迫した事態ではないようなので、余計に母親のゆとりのなさが気になりました。

さらに、二歳になった頃に断乳をしたことを母親ははっきりとした口調で語り始めました。知人から「お子さんにまだおっぱいを飲ませているの」と指摘されたことがきっかけだったと言います。数週間で断乳はきちんとできたそうですが、その数カ月後、子どもは風邪を引いてから、以前よりいっそう強く母親の乳房を求めるようになりました。母親は家で人目のつかない所ならばよいけれど、外でも強く求めるのでとても困ると言います。しかし、母親自身は自分の子ども時代に六、七歳頃までおっぱいを飲んでいたことを自分の母親から聞いたとも言うのです。

＊＊＊

私は両親の話を聞いているうちに、母親が人一倍他人の目を気にしやすいこと、そしてこうあらねばと思い込んだらかなり強い調子でそうしようと努力することが気になったので、母親に私の印象を伝えたうえで、診察の冒頭で直観した子どもの動きの意味についてつぎのように説明していきました。

子どもが私の誘いにためらいもなくスッと来たのは、日頃から自分の気持ちに素直に従って行動するということがあまりないからではないか。いつもどこか安心できず、周囲にアンテナを張り巡らし神経を遣っているのではないか。つまり、母親の顔色を窺いながら過ごしているのではないか。だから、誰かに突然声をかけられると、反射的に応じてしまうのではないか。日頃よく起こすかんしゃくは、そうした日頃の気遣いの背後にある「甘えたいのに甘えられない」気持ちが強いための欲求不満の現れで、さかんにおっぱいを求めるのはまさにその反映ではないかと、母親の様子を窺いながら、丁寧に説明していきました。そして、母親の「こうあらねばならない」思いの強さが、結果的に気づかないうちに子どもの「甘え」を突き放すことへとつながっているのではないか、ということも付け加えました。母親は子どもの思いに気が回りにくいのではと思ったからです。

両親とも耳を傾けながら熱心に聞いていましたが、次第に母親は涙目になっていきました。私の話に対する感想も聞いたのですが、すべてにわたって肯定的な答えでした。あまりに静かなので何気なく子どもの様子を見ると、いつの間にか母親に抱かれて気持ちよさそうに寝入っていました。

4 「関係」はつねに変化し続け、いっときも同じ状態に留まってはいない

「個をみる」ことばかり行ってきた多くの臨床家にとって「関係をみる」ことがいかに難しいことか、おわかりいただけたかもしれません。「個をみる」ことは、相手を静止画像で捉えて、時間をかけてそこにどのような特徴があるか整理していくような作業です。

しかし、「関係をみる」ことは、それとはまったく異なったものです。なぜなら「関係」はいっときも静止していてはくれず、つねに変化し続けているからです。「関係をみる」ことと、「個をみる」ことの間には本質的な相違があるのです。

だからといって特別な才能を要するようなものでもないことは強調しておく必要があります。なぜなら、学部生や大学院生に教えてみると、わずか一年で私の期待する「感じ取る」力を身につけてくれる学生もけっして少なくないからです。

両者は本質的にどのように異なるのでしょうか。
今目の前にいる患者の状態を捉えるのですから、「現実」を可能な限り正確に把握することが求められます。ただし、「現実」という意味を表す英語には「リアリティ」と「アクチュアリティ」があります。両者の差異について、木村敏は以下のように説明しています。

「現実」を言い表す言葉としての英語には、「リアリティ」reality と「アクチュアリティ」actuality の二つがあることはだれでも知っている。しかし、この二つはまったくの同義語というわけではない。それは二つの語源をたずねてみればすぐにわかることだ。「リアリティ」はラテン語の「レース」res つまり「事物」という語から来ていて、事物的・対象的な現実、われわれが勝手に作りだしたり操作したりすることのできない既成の現実を指す場合に用いられるのが原義である。これに対して「アクチュアリティ」のほうは、ラテン語で「行為」「行動」を意味する「アクーチオー」actio から来ている。したがってそれは現在ただいまの時点で途絶えることなく進行している活動中の現実、対象的な認識によっては捉えることができず、それに関与している人が自分自身のアクティヴな行動によって対処する以外ないような現実を指している。（木村、一九九四、二八―二九頁）

このことを踏まえれば、アンビヴァレンスを捉える際の「現実」とは、まさにこの「アクチュアリティ」の問題だということがわかります。アンビヴァレンスという独特なこころ（情動）の動きなのですから当然ということになります。だからこそ私は、再三再四こころの動きのゲシュタルトをつかむことの大切さを強調してきたのです。

5 「関係」をアクチュアルに捉えるには「感じ取る」しか術はない

リアリティとしての現実は言葉で明確に指し示すことができますので、ある意味誰にとってもつかむことは比較的容易です。それに対し、アクチュアリティとしての現実をつかむことが困難なのは、「感じ取る」ことでしか捕捉することができないからです。とりわけ関係病理としてのアンビヴァレンスは患者と治療者の「あいだ」（木村敏）、ないし「接面」（鯨岡峻）で立ち上がるものですから、「感じ取る」しか術はないのです。

臨床家自ら体験しているアンビヴァレンスを自らの意識体験として内省し、面接で患者を前にして、それと同様のこころの動きを感じ取るということでしか捕捉することはできないのです。だからこそ本書のテーマである「感性を磨く」必要が生まれてくるのです。

さらに厄介なのは、その立ち上がったものを、誰しも明確に言葉で指し示すことはできないことです。ではどうすれば可能なのか。それは先ほども述べてきたように、感じたときに、その場で、正直に、率直に、感じたままに言葉に置き換えていけばいいのです。日常語で語ることの大切さを私が主張するのはそのためです。小難しい言葉を用いた時点で、その人はどこか自分の気持ちに正直に向き合うことをしないでごまかしているに違いありません。そのような言葉が長いこと苦しんできた患者のこころの奥底に届くことはありません。

6 多様な対処行動の背後にうごめくアンビヴァレンスをいかにして感じ取るか

つねに変化し続けるアクチュアリティとしての現実は「関係をみる」うえでの核心ともいえるものです。「関係をみる」ということは、このアクチュアリティとしての現実を捉えることに他ならないからです。

面接での〈患者-治療者〉関係において、あるいは眼前の母子関係においてその関係の特徴としての両者のこころの動きを捉えるためには、私たち自身もその空間を共にし、その場に身を委ね、変化し続ける現実を味わうことが求められます。それはちょうど音楽を鑑賞するときの態度とよく似ています。

「関係」をアクチュアルに捉えるためには、私たち自身が自らの感性を通して体感しつかみ取るしか術はありません。つまり「関係をみる」ことは「感じ取る」ことなのです。コミュニケーションの二重構造を示した表2（七頁）でいえば、情動的コミュニケーションの世界での体験だということができます。

したがって、私たちがなんらかの考えにとらわれていると、この感覚はうまく働きません。この世界は音叉の共振にも喩えられますが、音叉は何かに触れていると振動しなくなります。それと同じ原理です。だから何事にもとらわれず、無我の境地とでも言ってよい心境になることが大切なのです。フロイトが精神分析での治療者の態度として強調した「平等に漂う注意」[*6]は、まさにこのことを指していると思います。

これまで自然科学に倣って「客観性」が大切だと自ら言い聞かせてきた臨床家や研究者にとって、私の主張は容易には受け入れがたいものでしょう。なぜなら、私の主張は自らの主観にしっかりと向き合うことを奨励しているのですから。感性を始めとする主観を排し過度に理性ばかりを重んじてきた人にはとても難しいことです。以上のことを考えるなかで、私は臨床家を育てるためにはぜひとも「感性」を磨くことが大切であると強く思

＊6　「フロイトが精神分析で被分析者の自由連想を傾聴する際の分析家の基本的な構えとして述べたもの。すべての先入見や予断や理論による取捨選択を排して、意識的影響を遠ざけ、素材を無意識的記憶にゆだねる態度をいう」（藤山、二〇〇二）。

うようになりました。そこで私は大学教育において学生（学部生、大学院生）を相手に、いかにすれば彼らの感性を磨くことができるか、さらには彼らの感性の働きを妨げているものは何かを検討する必要性に迫られたのです。

7　アンビヴァレンスを捕捉することは精神分析における「転移解釈」である

幼少期の母子関係において生起した「甘えのアンビヴァレンス」は加齢とともに表から姿を消してしまい、それに代わって症状が前景化します。なぜなら、こころを病む人にとってアンビヴァレンスという強い不安と緊張につねにさらされることは耐えがたいため、さまざまな対処法を身につけるからです。いかに病的であれ、その対処法によって多少なりともアンビヴァレンスそのものに直接身をさらすことを避けることができるからです。

このように考えていくと、潜在化したアンビヴァレンスという関係病理を〈患者-治療者〉関係のなかで捕捉するという治療的行為は、これまで精神分析でいわれてきた「転移 transference」そのものであることに気づきます。

精神分析ではその治療技法は「転移解釈」といわれて、もっとも重要なものとされてきましたが、私にとって「転移」は「解釈」するものではなく、治療者自らがアンビヴァレンスを体感的に捕捉するものだと考えています。なぜなら、転移は関係のなかで立ち上がるものであり、治療者自らが関係のなかで体感することでしか捕捉することができないと考えているからです。私は本書のテーマを「感性」としたのはそのような根拠からなのです。

文献

土居健郎（一九九二）『新訂 方法としての面接――臨床家のために』医学書院
土居健郎（一九九七）「隠れん坊としての精神療法」『「甘え」理論と精神分析療法』金剛出版、九一―九九頁
土居健郎（二〇〇九）『臨床精神医学の方法』岩崎学術出版社
Feinstein, A. R.（1967）. *Clinical judgment*. New York: R.E. Krieger.
藤山直樹（二〇〇二）「平等に漂う注意」小此木啓吾他編『精神分析事典』岩崎学術出版社、四一七頁
木村敏（一九九四）『心の病理を考える』岩波書店
小林隆児（二〇一四）『「関係」からみる乳幼児期の自閉症スペクトラム』ミネルヴァ書房
小林隆児（二〇一五）『あまのじゃくと精神療法』弘文堂
小林隆児（二〇一七）『自閉症スペクトラムの症状を「関係」から読み解く』ミネルヴァ書房

第3章 なぜ感性を働かせることは難しいのか
——感性教育を実施してわかったこと

Ⅰ　感性教育の試み

1　なぜ感性教育を思い立ったか

これまで述べてきたことからおわかりのように、「関係をみる」ためには感じ取ることがとても大切になります。昨今精神療法でさかんに取り上げられる認知行動療法は理性に働きかける典型的な治療法ですが、それと比較すると、私の主張する関係発達臨床を基盤とした精神療法は理性ではなく感性に強く依拠した、というよりも感性を蘇らせながら理性に働きかける治療法だということができます。

私の生み出した関係発達臨床における「関係をみる」という視点は、これまで私自身が母子ユニット（以下ＭＩＵ）で多くの母子を関係の相で観察したことから獲得したものですが、臨床家をめざす人たちの臨床教育にその経験を生かしたいと強く思うようになりました。そのためには、ＭＩＵで新奇場面法（以下ＳＳＰ）を用いて観察した母子関係の様相を録画したビデオを供覧して、実際に「関係をみる」ことを体感しながら習得してもらう試みを思い立ったのです。なぜなら私はそのようにして「関係をみる」ことを体得したと自負しているからです。

2　どのような方法で感性教育を試みたか

私は大学の学部ではソーシャルワーカーをめざす学生たち、大学院では臨床心理士をめざす大学院生たちを相手に教育しています。その他にも、いくつもの大学で大学院の臨床心理士をめざす学生に集中講義を実施しています。この数年間、彼らを対象にこの「感性教育」を試みてきました。

（1）実際の方法

その際、私がとった方法は、乳幼児期の子どもと母親との交流を録画したビデオを供覧し、母子を観察しながら、そこで繰り広げられている両者のこころの動きを捉えて自由に感想を出し合い、ともに考えるというものです。

実際に用いた教材は、アタッチメント研究で実施されているＳＳＰで母子交流場面を観察録画した記録ビデオです。この素材が感性を鍛えるうえでとても役立ちました。対象とされている子どもたちのほとんどは話し言葉をもちません。よって、そこで繰り広げられる母子交流場面の大半は非言語的、あるいは情動的コミュニケーション世界を映し出しています。そのため、観察者は言葉にとらわれることがほとんどありません。母子双方のこころの動きを感じ取ることに専念することができます。というよりも、言葉に頼ることができませんので、こころの動きを感じ取ることに専念せざるをえなくなるのです。

感性教育として実際に行うのは、ビデオを用いて乳幼児期の母子関係の様相を観察するというものですが、私がめざす感性教育の最終目標は、面接において患者・治療者双方のこころの動きを感じ取るための感性を鍛えることにあります。なぜなら、大切なのは、母子関係を第三者の観察者という立場から観察することではなく、母子関係の様相を母子双方のこころの動きでもって捉えることを通して、自分が治療者として患者と対峙する際に、双方のこころの動きを同じようにして捉えることができるようになることだからです。

（2）参加者

これまで主に大学で行ってきましたので、参加者は学部の学生（主に四年）か大学院の学生（主に一年）です。どちらも演習（ゼミ）形式で行ってきました。

このような試みはあまり大人数を相手にすると困難になります。感じたことを率直に語り合うためには、安心できる場が保障されなくてはなりません。そのため、少人数、それも三、四名からせいぜい五、六名がもっとも好ましい。それ以上多くなると、一人ひとりの発言を聞くだけで時間がかなりとられてしまい、十分な対話の時間がとれないからです。

もちろん、十人程度でも時間をかければよろしいのでしょうが、長時間ともに率直に対話を重ねるには心理的にも限界がありましょう。ここでは九十分一コマの大学の講義の枠組みで行っています。ただし、集中講義の場合には、九十分の枠にとらわれず自由に行っています。

今回対象として取り上げたのは、以下の五回ですが、順序はアトランダムです。

第一回　A大学学部四年　五名（A_1子、B_1子、C_1子、D_1男、E_1子）
第二回　B大学大学院一年　七名（A_2子、B_2子、C_2子、D_2男、E_2子、F_2子、G_2男）
第三回　C大学大学院一年　四名（A_3男、B_3子、C_3子、D_3子）
第四回　D大学大学院一年　五名（A_4子、B_4子、C_4男、D_4子、E_4子）
第五回　E大学大学院一年　六名（A_5子、B_5子、C_5子、D_5男、E_5子、F_5男）

（3）対話の進め方

ここでもっとも大切なことは、参加者にとってビデオを見た感想を互いに自由に話し合える場になるように工夫することです。それゆえ、進行役の役割はとても大きなものがあります。これまで私が進行役を担当してきました。じつはこの進行役の役割の重要性は回を重ねるごとに大きくなっていると実感します。なお、対話の内容を紹介する際には進行役を「司会」と記載しています。

（4）時間、回数、日程

この試みは大学での教育の一貫して実施しています。私はいくつもの大学で講義を担当していますが、すべて九十分の講義時間を用いて行っています。前期（あるいは後期）十五回。ときに集中講義形式で、一日九十分五コマを三日間連続行っています。この三日間連続で集中的に行った場合には、教育的効果はとりわけ大きいことを実感しています。

（5）供覧事例

実際にはいくつもの事例を供覧していますが、本書ではそのなかから一つの事例の供覧による対話の内容を取り上げます。

この試みはビデオ供覧をもとに実施したものですので、その内容を理解してもらうためには、読者にもビデオを提示したうえで対話の内容を読んでもらうことが望ましいことは言うまでもありません。しかし、それは現実的には不可能ですので、私が講義のテキストに選んだ拙著『「関係」からみる乳幼児期の自閉症スペクトラム』に記載されている同事例の観察記録（事例2、五五―五九頁）を代わりに掲載することでお許しください。

●一歳〇カ月　男児

［知的発達水準］　境界域精神遅滞。

［主訴］　泣いてばかりであやしても笑わない、抱きづらく抱くとのけぞる、視線が合わない、人見知りが激しく人を寄せつけない。

［発達歴］　仮死、吸引分娩。新生児期、授乳中のけぞったり母の手をふりはらう、視線が合わないなど母子間において子がしっとり甘えるといった関係が乏しかった。子はよく泣き、母乳を飲んだあとも泣き続けることが多かった。あやしても笑わない、抱いてもすぐにのけぞるので母は疲れやすかった。生後五カ月、指しゃぶりが始まる。指しゃぶりによって泣き叫ぶことが減った。子は、抱かれることを嫌がり、のけぞってすぐに降りていた。そして、一人で横になって指しゃぶりをして寝てしまうことも少なくなかった。夜は三十分から一時間おき

に起きては激しく泣く。子どもの多い場所へ連れて行くと嫌がって泣く。真似をまったくしようとしない、人見知りが激しく、周囲への警戒心が強い。初回面接で、母は、「この子を赤ちゃんらしく感じたことがない」と語っているのが印象的である。

〔ＳＳＰにみられる母子関係の様相〕 ①両親同伴での来所。子は床に座って辺りを見渡しているが、母のほうを振り返ることなく、ボールテント（テニスボール大のビニールボールが沢山入っているビニール製のテント）をじっと見つめている。母はそばに行って玩具を説明したりして語りかけているが、子は母のほうに目を向けることはほとんどない。ＳＳＰの説明のため私が入室し、母のそばへ行き母と話し始めた。子は、それまでと同じように一人でボールを転がして遊んでいたが、話をしている私と母が気になるのか離れた場所から時々様子を窺うように見ていた。少しして私が子のそばに行き抱き上げようとすると、私の手をふりはらうようにして嫌がる。母はその様子を見て、「○○ちゃん、大丈夫だよ」と声をかけるが、子が母を求めて近寄って行くことはない。

②私が母への説明を終えて退室すると、子はまた一人でボールを転がし遊び始めた。母は、子が遊んでいる滑り台からは少し離れ、ＳＳＰのため用意された椅子に腰をかけた。その場から「滑り台、ヒュー」などと繰り返し子に声をかけていた。すると、まもなく突然子が母を求めるような声を出して、両手を上げた。母はすぐに子のところに行き、子の手をとって遊ぼうとするが、場面①での私のときと同じように嫌がったため、母はあやすように子を抱き上げた。しかし、抱き上げると子はすぐに他のものに視線をそらし身体をずらすため、母は抱き続けることができず子を降ろさざるをえなくなった。その後、母はだんだんと子に対して働きかけることが少なくなり、腰に手をあて一歩引いたところから子の表情を窺うようになった。母の呼びかけに対してなかなか期待したような反応を示さない子に対する母の困惑した思いが伝わってきた。

③ストレンジャー（以下ST）が入室すると子は目で追い愛想笑いをしていた。母は、子がSTに対して目をやる度にしきりに「『こんにちは』って」と挨拶を促したり、不自然に頭をなでている。その一方で、子の顔にボールが当たっても母はとくに心配するような反応を示さない。それまで子と一緒にボールテントのところで腰を降ろして遊んでいたにもかかわらず、母は子から離れてSTの横に用意された椅子へと移動した。そのとき、子は母に目をやったが、母は気づかず子がSTを見るたび先ほどと同じように、「こんにちは」と挨拶を促すように声をかけていた。子もSTを気にして度々見ていたが、母自身もSTの存在をとても気にかけている様子だった。

④子は母が出て行ったのに気づき目で追うが、後追いをすることなくすぐにSTに注意を向けて微笑んだ。しかし、次第に不安が高まり全身を固くしてSTが車のクラクションを鳴らすと一瞬引きつった笑顔を見せたあと、つぎの瞬間には突然泣き始めた。表情は平常を装い不安な思いを抑えていたが、車のクラクションをきっかけにどっと不安な思いが込み上げてきた様子だった。そして、母が出て行ったドアのほうに向かって両手を上げ徐々に激しく泣き始めたので、STが抱き上げようとした。しかし、STの手をふりはらって嫌がり一人で泣き続けていた。その後、泣き続ける子をSTが抱き上げ他の玩具であやそうとしても興味を示さず、身体を動かすので床に降ろすと、両手を上げて抱っこを求めていた。突然母がいなくなり、不安で誰かに頼りたいのに、それもできないといった様子であった。

⑤母は入室するとすぐに子を抱いて、しきりに「ごめんね」と言いながら頭をなで、子の顔を覗き込んでいた。一方子は顔をそむけ目を合わせずに母の胸との隙間に肘を入れて母と身体を密着するのを避けるようにして指しゃぶりをしていた。しかし、しばらくすると泣き止み、母の胸に顔を埋め視線も合うようになった。しばらく子

は母の胸に顔を埋めていたが、子の関心が玩具のほうにいったので母は子を床に降ろした。子が近くに転がっていた小さいボールを手にして再び遊び始めると、まもなく母は退室した。

⑥一回目の母子分離同様退室していく母に目をやったが後追いはなく、子は身体を固くして周囲に警戒的な視線を送り、しばらくして（十五秒後）泣き始めた。それは、④のときよりも強い泣き方だった。

⑧泣き方が激しかったので、⑦のＳＴ入室を省略して、すぐに母に入ってもらうことにした。母は入室し、泣いている子のもとに急いで駆け寄り抱き上げた。母は子を抱きながら繰り返し「○○ちゃん、ごめんね」と顔を覗き込む姿が印象的であった。その後、子が遊びを始めても「大丈夫？　もう機嫌なおった？」と浮かない表情で話しかけていた。

［事例のまとめ］　最初に母子二人で過ごしているときの子が母の働きかけに対して無視するように背を向けてボールテントのボールを手にして遊んでいるが、子は一人で楽しんでいるようには見えない。母に対して無視するような態度をとっているのは、「拗《す》ねている」といってもよい態度である。ＳＴが入ってきた途端に、母は子に挨拶を促すが、子は応じる気配はない。なぜか母はそんな子の頭をさかんになでている。そのことが私に違和感を抱かせた。母が退室してＳＴと子の二人きりになると、子はＳＴを非常に意識しながらしばらく考え込むようにして動きが止まっていたが、ＳＴに気を遣うようにして自分の手を差し出してＳＴを自分のほうに誘うような仕草を示す。それに呼応してＳＴが子に近づき、子が手で触っていた車のクラクションをＳＴが押して鳴らした途端に、子のそれまでの不安と緊張が一気に爆発するようにして表情に不安が走り、泣き始め、どんどん泣き方は激しくなっていく。ＳＴが抱きかかえて慰めようとするが、子は拒否するようにして身体をくねらせている。

ずっと泣き続けていたが、母が戻ってきて、母に抱かれると途端にすとんと泣き止むとともに、母と入れ替わりで部屋を出て行こうとするＳＴの後ろ姿をずっと目で追い続けている。母はさかんに子の頭をなでながらなだめているが、まもなく子はぐずり始めて身体をねじらせて抱かれるのを嫌がるようにして降りていく。すると自分一人で再び遊び始める。母がいなくなるのに気づくと、しばし様子を窺いながら周囲の気配を感じ、次第に不安げな表情を浮かべて泣き始める。④のときよりも激しい泣き方になったので、すぐに母に入室してもらった。

母に対して甘えたいにもかかわらず、どこか「拗ねていて」自分から甘えようとしない。一人ぼっちになってもしばらくの間は心細さを感じながらも自分一人で周囲の様子を窺うようにしているが、この不安と緊張には耐えられず、ついに泣き始めている。それにもかかわらず、母との再会では抱かれはするが、そこにしばらく身を委ねることはなく、むずかるように嫌がって降りてしまう。

母の前では自分の「甘え」という弱みを極力見せまいとする態度が顕著であるが、母はなぜ子の頭をさかんになでているのであろうか。そこに母の子に対する思いが強く反映していることが窺われる。なぜなら「なでる」行動は子が何か母から見て褒めたくなるような親の期待に応える行動をとったときに行うものであるが、子はけっして褒めたくなるような行動をとっているわけではない。それでも母が思わずそうした行動をとっているということは、母の子に対する「こうあってほしい」という願いの強さの反映ではないかと思われる。普段の社会生活のなかでは他人の前で母の期待するようにふるまってくれないということが母の主たる悩みであることを考えると、いかに母が子に自分の期待をかけているかがわかるし、そうした期待に子も応えようとする一面がある。それはＳＴに対してなんとかして相手をしようと努めている④における子のふるまいに見て取ることができる。

子は母に対して「拗ねた」行動をとっているが、いざ母子分離になると、抑えていた不安に耐えきれなくなり、母を求める。しかし、いざ母と接する段になると、途端に回避的反応を示している。ここに事例の母子関係の特徴が端的に示されているように思われる。

＊＊＊

ここで参考のために、今回の対象学生ではありませんが、この事例のビデオを供覧したときのある学生の感想を紹介します。

「供覧ビデオの感想」Ａ子（学部二年）

子どもの中途半端な甘え方が何よりも私は気になった。子どもは、母親に一人でボール遊びをしているときに声をかけられたり、一緒に遊ぼうと近づいてこられたりしてもほとんど反応しない。しかし、遊んでいる途中に急に両手を上に伸ばして母親に抱っこを求めたり、母親がいなくなったことに気づくと急に不安になって大声で泣き出したりしている。母親が近くにいるときは半ば母親を無視するような素っ気ない態度をとっているのに、いざ母親がいなくなってしまうと、それまでとは打って変わって心細そうな様子になるのが非常に不思議だったし、印象的であった。

わたしがこのビデオを観てこの子の心情を想像すると、以下のようになった。この子は普段母親がそばにいるときは、「僕はお母さんが近くにいなくても大丈夫だ」と母親に対して意地を張っている。しかし本当は、母親がそばにいないと不安でたまらない。そのため、母親が自分から離れていくと抱っこを求めたり、母親が見えなくなると泣き叫んでしまう。その後母親が自分を抱きしめてくれると安心するし嬉しいけれど、甘えたり泣いたりしてしまった自分が恥ずかしく、なんだかきまりが悪いため、母親とうまく目を合わせられなかったり、母親との身体の密な接触を避けようとしたりしているのではないだろうか。ボールや指をよく咥えたり吸ったりする仕草は、この子が母親に対してうまく甘えられないストレスを表しているのではないかと思った。

また、子どもに対して、母親がことあるごとにしきりに頭をなでていることが私はとても気になった。自分が出て行ってしまい寂しい思いをさせてしまってごめんね、とあやす「よしよし」は理解できるのだが、単に遊んでいる子どもの頭を何度もなでる母親には少し違和感を抱かざるをえなかった。普段から仲のよい親子がコミュニケーションの一環として子どもを「よしよし」するのであればとくに疑問を感じないのだが、この親子の間には身体的な距離だけではなく精神的な距離もあるように感じたので、あのどこか不自然でぎこちない「よしよし」は強く印象に残っている。おそらくだが、この母親はどうにか子どもとうまく付き合いたい、子どもに懐いてほしいと強く願う一方、子どもとの距離が縮まらない現実に対する焦りから、あのような行為をしたのだろう。

お互いの気持ちをわかり合えないまますれちがってしまっている二人の様子は、見ていて切なかったし、もどかしかった。どのような経緯で現在のような親子関係に至ったのか私にはわからないが、まだ一歳になったばかりの子どもが母親に対してあのような態度をとる様子は今まで目にしたことがないので、少し驚かされた。もしかしたら以前、構ってほしいときに母親に十分に相手をしてもらえなかったり、寂しい思いをさせられてしまったりしたことがあったのかもしれない。どのような理由があるにせよ、今後、長いスパンで二人の距離をうまく縮めていく必要があるだろう。

＊＊＊

この学生はＳＳＰのビデオをこれまで観たことがなく、今回が初めての経験です。しかし、自分が感じたままをとても自然に、じつにわかりやすい表現で述べていることに感心しました。

何よりも感心したのは、二人の間に流れている空気を感じ取って、「この親子の間には身体的な距離だけではなく精神的な距離もあるように感じた」と表現しています。それをもとに、具体的に「母親が近くにいるときは半ば母親を無視するような素っ気ない態度をとっているのに、いざ母親がいなくなってしまうと、それまでとは打って変わって心細そうな様子になる」こと、「単に遊んでいる子どもの頭を何度もなでる母親」を取り上げて、そこに違和感を抱いています。

これらの具体的な様子から、この学生はつぎのように推測しています。「構ってほしいときに母親に十分に相手をしてもらえなかったり、寂しい思いをさせられてしまったりしたことがあった」のではないかと。「関係をみる」際に、まずは二人の間に流れている空気を感じ取ることができると、具体的に母子間で行われているさまざまな仕草の意味をこのようにごく自然に違和感をもって理解することができるとともに、とても説得力のある推論へと進んでいます。

残念なことに、このような学生はごく少数です。一人になって泣き叫ぶ子どもが母親との再会によって急に泣き止んだ場面だけに印象づけられて「偉大な母親の存在を再認識した」などといった感想をもつ学生が驚くほど多いのです。

（6）倫理的配慮

供覧する録画ビデオについては、ＭＩＵで実際に臨床を実施した際に、両親に対して本録画データを研究と教育に用いることについて文書で同意を得たものです。

さらに、学部生や大学院生にはビデオ供覧に際して、その内容の録画と録音をしないこと、ならびに患者に関する情報の守秘義務を遵守することを文書にて誓約してもらっています。対象となった学生と大学院生は現実に実習教育を経験し、そこでは現場の職員に準じる資格で実習に従事し、その際守秘義務が課せられているという理由に依っています。

3　対話を進めるにあたって心がけたこと

この試みを実施する際、参加者には以下の諸点を十分に理解することを求めました。

①　発表者は自分の感じたことを率直に述べることが大切であって、けっして正しい答えを要求されているわけではないことを認識しておくこと。

②　したがって、聴く側も発表者の発言内容をしっかりと受け止め、わかりにくいところがあれば、その点を尋ね合うことによって、発表者の意図するところをよりよく理解できるように努めること。

③　全員の発表を聴いたあと、相互の感想で異なったところを確認し合い、その相違がなぜ生じたのかを相互に比較しながら考えていくこと。

④　以上の作業を通して、対象である母子双方のこころの動きをさらに深く理解する可能性を発見し、確かめ合うこと。

この試みでもっとも大切なことは、客観的で正しい観察方法があるわけではなく、何をいかに観察するかという作業は、自分自身の対象への関心のあり方や価値観という自己の内面の特徴によって大きく左右されることを体感することです。このことによって自己理解が深まり、その結果として他者を観察し理解するための感性がより深まることが期待されるからです。

この試みが実り豊かなものになるか否かは、参加者（対象学生）に上記の諸点の共通理解を図ったうえで、いかに参加者の内面を率直に引き出すことができるか、その対話の進め方にかかっています。よって進行役は、この試みの責任者である私が担当しました。

観察するビデオの内容は、乳幼児の母子交流の場面ですが、その内実は話し言葉のほとんどないコミュニケーションです。それを観察して理解するプロセスは、観察者自身の感性に委ねられる部分が大きい。そこで体験される対人理解は自分の内面で感じたことを通した理解、つまりは自己理解という側面が強い。私が目標としたのは、参加者が各々自分で感じたことを率直に語り合い、そこでわかった相互の共通点あるいは相違点がなぜ生まれたのか、その背景要因を語り合うなかで、他者理解がいかに自己理解と深くつながっているかを体感することにあります。

よってこの試みは、参加者自身が他者理解を試みるなかで、いかに自己理解が他者理解に関係しているかということに気づき、それを通して自己発見を体感することだということもできるでしょう。

（解説1）対話について

最近わが国でも対話（ダイアローグ）の重要性に関心が集まっています。精神科医療現場における「オープンダイアローグ」（斎藤、二〇一五）の登場はその大きな契機となっています。私もこの感性教育で参加者と話し合うなかで、対話に秘められた大きな力を実感するようになりました。そこで改めて感性教育における対話の重要な要素とは何かを考えてみました。

哲学者の中島義道は「対話」（哲学的対話のことを指す）を「各個人が自分固有の実感・体験・信条・価値観にもとづいて何ごとかを語ること」と定義し、その基本原理として以下の諸点をあげています。

（1）あくまでも一対一の関係であること。

（2）人間関係が完全に対等であること。〈対話〉が言葉以外の事柄（例えば脅迫や身分の差など）によって縛られないこと。

（3）「右翼」だからとか「犯罪人」だからとか、相手に一定のレッテルを貼る態度をやめること。相手をただの個人として見ること。

（4）相手の語る言葉の背後ではなく、語る言葉そのものを問題にすること。〔傍点は中島〕

（5）自分の人生の実感や体験を消去してではなく、むしろそれを引きずって語り、聞き、判断すること。

（6）いかなる相手の質問や疑問も禁じてはならないこと。

（7）いかなる相手の質問に対しても答えようと努力すること。

（8）相手との対立を見ないようにする、あるいは避けようとする態度を捨て、むしろ相手との対立を積極的に見つけていこうとすること。

（9）相手と見解が同じか違うかという二分法を避け、相手との些細な「違い」を大切にし、それを「発展」させること。

（10）社会通念や常識に納まることを避け、つねに新しい了解へと向かってゆくこと。

（11）自分や相手の意見が途中で変わる可能性に対して、つねに開かれていること。

（12）それぞれの〈対話〉は独立であり、以前の〈対話〉でコンナことを言っていたから私とは同じ意見のはずだ、あるいは違う意見のはずだというような先入観を棄てること。

（中島、一九九七、一三二―一三三頁）

この十二項目のほとんどについて私は異論ありません。現象学の立場からとてもよく理解できるものです。ただ一つだけ気になったのは「（4）相手の語る言葉の背後ではなく、語る言葉そのものを問題にすること」です。中島がこのように述べている真意はおそらく、その人の発言以外に自分の臆見（推測）でものを言ったり、その人の発言の意味を判断してはならないという戒めだと思います。そのことについて異論はないのですが、私が対話でつねに心がけているのはつぎのようなことです。

話し手自身もうまく言葉で表現することができずにためらいがちであったり、言葉に出すこと自体に強い困惑を示しているときに、私は語り手のためらいを少しでも和らげ、話し手の思いがどのあたりにあるかを感じ取りながら、言葉が生み出されやすいように、彼らの思いに近いことを問いとして投げかけることで誘い水となるように工夫しています。これは非常に大切なことで、臨床家として面接に臨む際にもつねに心がけていることでもあります。

さらに「（8）相手との対立を見ないようにする、あるいは避けようとする態度を捨て、むしろ相手との対立を積極的に見つけていこうとすること」と「（9）相手と見解が同じか違うかという二分法を避け、相手との些細な『違い』を大切にし、それを『発展』させること」はとても大切なことで、この些細な「違い」がより明確に浮かび上がるように対話を深めていくことによって、参加者は自らの視点がどこから生まれたものかに気づくようになります。

このように考えていくと、私が対話を進めていく際に、つぎの項も追加したほうがよかったかもしれません。

⑤　専門用語や学術用語などの難しい言葉を用いるのではなく、自分の過去の体験を振り返りながら、自分のなかに立ち上がるさまざまな感情や思いを大切にして、それをわかりやすい言葉つまりは日常的に用いている言葉で表現するように心がけること。

しかし、私は感性教育を実施する際に⑤の条件を事前に説明していません。説明しなかったことにより、専門用語や学術用語を使うことがいかにこの感性を歪めることになるかを参加者たちが実感できたからです。

Ⅱ　対話の過程から明らかになったこと

最近、私は機会あるごとに臨床教育の要としてこの感性教育を実施しています。そのなかから印象的な箇所を中心に、具体的に参加者の発言や私との対話の一部を取り上げながら解説していきます。

対話を進めていく際にとくに進行役を担った私が心がけたのは、参加者の発言を聞きながら、私自身が感じ考えたことを正直に発言することでした。なぜなら、臨床家が実際の治療面接（精神療法ないし心理療法）を進めていくうえで、そのことがもっとも参考になり、かつ重要だと考えているからです。具体的には、彼らの発言の真意がどこにあるかをつねに感じ取りながら、そのわかりやすい内容を聞けば、なるほどと頷いたり、発想の豊かさに驚いたり感激したりすれば、そのことを率直に口にします。

さらに、このことがもっとも大切なのですが、参加者の発言にどこか違和感を感じてひっかかるところがあれば、すぐに彼らに問いを投げかけます。私がこのようにこころを開いた態度で臨むことによって、参加者も次第に自己開示することができるようになると信じているからです。本書で取り上げた参加者はすべて学生ですので、以下、「参加者」を「学生」と記載しています。

1　「正しいことを言わなければならない」というとらわれ

本当は感じ取っているにもかかわらず、すぐにそれを発言せず、他の学生の発言を聞きつつ、用心深くあとから追加的に報告しようとする学生が少なくありません。このような学生はあとで「先生が求めていることを言わなければならないという思いが強いのです。だから間違っていない（と思えた）ことをずっと言っていると思う」と、そのときの思いを正直に語っています。生で感じたことを一度ふるいにかけたあとに無難なことだけを発言していることがよくわかります。今自分が感じ思ったことは正しいか否か、という考えがすぐに頭をよぎるため、感じたことを自由に語ることがとても難しい。このような学生がとても多いことを実感しています。

「正しいことを言わなければならない」というとらわれと深く関係するものとして「相手にどう思われるかという不安」も多いことが学生の感想からも窺われます。こんなことを言ったら、誰かに嫌われるのではないか、だめな人間と思われるのではないかという不安です。この不安とは一見すると逆の表現なのですが、「自分の発言が相手を傷つけるのではないかという恐れ」を感じることもあるでしょう。相手に配慮していようでいながらじつは自分を守る術ではあるのですが。

2　行動次元の観察にとらわれ、全体の流れを読み取ることができない

全体の流れを読むことができず、いくつかの印象に残った場面を切り取ってつぎはぎ的に報告する学生がいます。このような学生は全体の流れとその意味をつかむことはできず、なんとなく気になるというレベルで終わってしまいます。あるいは学生によっては、その理由について、推測を交えてあれこれ説明します。気になる行動一つ一つに目を奪われてしまい、母子双方に流れている情動の動きに気持ちが注がれません。主観を交えることに対する忌避的な思いがとても強いことがわかります。

極力、行動次元で観察した特徴のみを報告する学生にはこの傾向がとても顕著に現れます。これまでの教育で行動観察に徹するよう鍛えられてきた学生はなおさらです。

典型的な例を示します。

G_2男： 母親に抱っこされるけれど、抱っこされたあと、周りのボールや他の玩具に気が入っているようでした。抱っこされた瞬間から身体を少しひねるような感じがあったので、抱っこされるのがあまり好きではないのかなと感じました。ただし、母親のことを完全に無視している感じではなさそうだったので、どうなのかなと思って見ていました。離れていると母親のほうを見る、しかし、母親に抱っこされると母親のほうを見ない。そんなことが母親と一緒にいるときには続いています。母親から降ろされて、ボールで遊んで

いるときも、母親はずっと声をかけてくれるんですけれど、子どもは母親のほうを見ないでボールをずっと出し続ける。でも母親のほうを完全に無視しているわけではないし、自分でボールテントのなかに入っていくこともないから、関係はもっているけれど、顔を見ることができないというのがあるのかなと思いました。このとき、母親も子どものほうを見て声をかけることが多いけれど、母親自身も目を合わせることが少しずつ減っているように感じました。

その後、ＳＴが来て、指しゃぶりが始まって、そこで母親のほうを見ながらじっと止まる。それまでは母親のほうをじっと見るということがなかったように感じたんですけれど、動きが止まってしまい、母のほうを見ている。それで大きいボールで遊び始めるんですけれど、そのとき私が見たときは、子どもが母親のほうを見ながらボールを一回投げているタイミングがあって、母親がそのときに気づかなくてそのボールを返さなかった。そこで子どもはボールから離れて母親と距離をとりながら、他のところに行ってボールをまた投げています。母親から見たら、いつ来るかわからないタイミングなのかなと思いながら見ていました。ＳＴのほうも気にはしているんだけれど、母親のほうに注意を向けながら見ているというのが気になりました。……

＊＊＊

一つ一つのシーンを丁寧に行動観察し、その意味をそこだけから読み取ろうとし、それを繰り返していることがよくわかります。そのため、全体の流れがよくみえていません。そのあまりに細かな行動観察に、聞いている私はとても疲れてしまいます。ポイントが何かをつかめていないためです。まさに「木を見て森を見ず」という観察態度です。

3　違和感をつい流してしまう――自分の情動の動きに向き合うことを回避する

アンビヴァレンスは、相反する思いが同居するというデリケートで捉えどころのない不可解な情動の動きですから、誰でもそれに対して違和感を感じるものです。しかし、言葉に容易に表現できないために、つい曖昧にして済ませがちです。確かにアンビヴァレンスという情動の動きに自らの情動が共振することは、あまり気分のよいものではありません。できれば避けて通るに越したことはありません。

しかし、私たち臨床家がつねに相手としているのは、そうした情動不安に長い間さらされ続けてきた人たちです。したがって、もしも臨床家が自ら情動不安を感じ味わうことを避けていては、患者の情動不安を肌で感じ取り、共感することなどできるはずがありません。たとえ表向き共感的にふるまったとしても、患者の目には空々しいものに映っているに違いありません。私たち臨床家は患者と相対した際に、揺さぶられる自らの情動の変化に目を向け、そこから逃げることなくその意味を味わうことが求められているのです。[*1]

以下の学生の体験談は、このような迷いを率直に述べています。

「自分への気づき」　F2子（大学院一年）

私はこの三日間で、普段の生活のなかではなかなか気づくことのできない自分の癖に気づかされました。

まず、発表した「自分は違和感を流してしまうことが多い」という点です。違和感を流してしまうから物事の

＊1　「オープンダイアローグ」（斎藤、二〇一五）で言われる「不確実への耐性」とは、このようなことを述べているのだと思います。

本質がみえず、なかなか気づきも得られません。自分の自信のなさもあり、なんとなく気になった違和感を流してしまっていました。今回このことに気づけたことにより、少し自分の視野が広がったように感じます。

つぎに、自分は物事を断片的にみており、そこから全体の流れを考えるということをしていなかった、という点です。事例のビデオを見て、討論をし、先生の助言をいただくなかで、いかに自分が物事を断片的にみていたのかに気づかされました。全体の流れを捉えることは、今後クライエントを担当させていただくなかで必要不可欠なことです。意識してしっかりと捉えられるようになりたいです。

また、これは変化なのですが、以前よりも討論の場で自分の考えを言うことができるようになった気がします。まだまだ、しっかりと根拠のある意見を発表することはできていませんが、今回のことをきっかけに、しっかり物事をみて自分の考えをもち、発言できるように意識していこうと思います。

この三日間の気づきを今後の生活に生かしていきたいと思います。

＊＊＊

私がこの体験談を読んでとても教えられたのは、F_2子さんが「違和感を流してしまうことが多い」という「普段の生活のなかではなかなか気づくことのできない自分の癖に気づかされました」と、自身への気づきを述べていることです。そして、その結果「自分は物事を断片的にみており、そこから全体の流れを考えるということをしていなかった」ことへの気づきへとつながっています。「違和感を流してしまうから物事の本質がみえ」なくなってしまうことがとてもよくわかります。

4 捉えどころのない情動の動きへの戸惑いから、より抽象的な言葉を使いたくなる

アンビヴァレンスを感じ取ったときは誰であれ、すぐに言葉で明示できないなんとも不可解な思いに駆られます。そんなとき、そこから抜け出すために、誰でもなんらかの理屈を探し出して、自分を納得させようとします。とくに臨床家で多いのは、つい抽象的な言葉や専門（学術）用語を使って、なんとなくわかったような気になることです。その結果、自分で実際に感じ取ったことから目をそらして、曖昧にしてしまうのです。厳しい言い方をすれば、自分自身の感じたことから距離をとり、それに向き合わないで済むからです。そのほうが楽なのです。そこにはある種の合理化ないし知性化の心理機制が働いています。臨床家自身の心理的防衛の産物だといえるでしょう。

たとえば、感性教育を行っていると、参加者の間で「信頼」や「基本的信頼感」、さらには「愛着（アタッチメント）」や「安全基地」などの言葉がよく用いられます。このような言葉を用いると、どうしても「信頼できる」か否か、「愛着ができている」か否か、「（母親が子どもの）安全基地になっている」か否か、という二者択一的思考に陥りがちになります。

とくに専門用語は、研究を積み重ねて多くの知見を得るなかで、その成果のエッセンスを抽出するなかで生まれたものです。しかし、ここで私が試みているのは、唯一無二の一組の母子の関係のありようを感じ取ろうとする作業です。そこではより抽象的な言葉ではなく、より具象的な言葉で、この一組の母子関係のありようを表現するのにもっともふさわしい言葉が求められるのです。

具体的には、つぎのような学生の発言に見て取ることができます。

E_1子：（一番気になったことは）子どもが母親と目を合わせようとしないことです。しかし、STが入室すると母親はSTに気を使い、子どもの相手をしなくなっています。しかし、子どもは母親に訴えるようなことをしていません。母親が退室したあと、STが子どもと遊ぼうとすると、その人の顔を確認して泣き始め、抱っこされるのも嫌がるようになっています。その後、再び母親が入ってくると、母親のほうに手を伸ばし、抱っこしてもらっています。するとすぐに泣き止んでいます。しかし、子どもは母親と目を合わせようとしない。そんなところがとても気になりました。それから私が考えたのは、子どもの甘え方が独特であること。子どもは母親を信頼していると思います。目は合わせないものの、母親を求めて、手を伸ばしたりしていたからです。一方、子どもが目を合わせなかったり、素直に甘えてこないので、母親は子どもを信頼（愛）しているのかどうか疑問に思いました。

＊＊＊

このE_1子さんの発言を聞くと、この母子関係をどのように捉えたらよいのか、とても混乱していることが見て取れます。E_1子さんは、見知らぬ人が入ってきて母親がそちらに気をとられてしまい、子どもが戸惑っている様子を感じ取っていますが、一人ぼっちになって泣き始めたけれど、母親が戻ってきたことですぐに泣き止んだところを見て、「子どもは母親を信頼している」と判断しています。

しかし、子どもは母親に抱かれながらも母親と目を合わせないところが気になっています。そこで「母親は子どもを信頼（愛）しているのかどうか疑問に思」っています。子どもは母親を信頼している、けれども母親は子どもを信頼しているかどうか疑問に思っているのですから、この母子関係に「信頼」という思いが生まれているのかどうか、E_1子さん自身も混乱してしまっていることがとてもよくわかります。

このような発言をする人は少なくありません。なぜかというと、母子各々の行動に目が行きやすく、一つ一つのシーンを断片的に捉えて印象をまとめようとするため、全体を通してみたとき整合性がとれなくなるからです。そんなとき、「信頼」という抽象的な言葉を彼女はつい使いたくなったのでしょう。

なぜ彼女はこのような考えをもちやすくなったのでしょうか、その後、対話を続けるなかで出てきたつぎの発言から、E_1子さんの戸惑う理由が次第にわかってきました。

E_1子：子どもは母親から離れてしまい、母親が帰ってきたときに母親をきちんと認識していて、絶対母親のほうに抱き上げてほしいと手を差し伸べています。それを見て、信頼という言葉を使わなかったら、どう考えればよいのか、よくわかりませんでした。

＊＊＊

ここでは彼女は「認識」という言葉を用いています。「信頼」と同じような抽象的な言葉です。ここで「認識」という言葉を用いてしまうと、「（子どもは母親を）認識している」か否か、という二者択一的な思考に陥ります。このような考え方につい走りたくなるのは、個体能力発達観にとらわれている臨床家によく見られる傾向です。

その後もE_1子さんと対話を続けるなかで、彼女のやや固定化したものの見方を強く決定づけた体験があったことが語られます。

E_1子： 私はピンポイントに子どもの目線に注目していて、お母さんとは合わせようとはしないけれど、ＳＴとは目を合わせていたところが気になりました。

司会： ピンポイントというのはE_1子さんらしいですね。発言が直線的なので、先ほども「信頼」という言葉を使ったんだと思いますね。回りくどいのは好きではないのかな？

E_1子： 確かに好きではありません（笑）。

D_1男： （D_1男さんは子どもの気持ちが手に取るようにわかる人で、この子は拗《す》ねていると感じ取っていました）。私は全体を見ている感じです。とくに注目したのは目線とか母親や子どもの動き、その後の行動などが気になりました。

司会： 目線というのはその人のこころの状態をすごくよく示していますね。その点でいうと、D_1男さんとE_1子さんはすごく対照的ですね。とらわれず全体に注目するというのはすごく大切なことです。そこで質問があるのですが、なぜE_1子さんはピンポイントで目線に注目してみたのでしょうか？　こういうところが共通しているとか、なぜそのような見方をするのか、気づいたことは何かありますか？

E_1子： 私は小学校低学年のときに先生から、絶対人の目を見て話をしなさい、行動をするときは人の目を見なさいと習いました。目を見て行動することが、信頼関係を築くうえで大事なことだと習いました。だから私は目線を最初に見て、目を合わせないのはおかしいと思い、ずっと目線に注目していました。

司会： あなたのこれまでの生き方に強く影響を与えた教師の発言だったということですね。

E_1子： 私は目を合わせるのが好きではなく、目を合わせないでしゃべる子だったので、先生から言われて初めて気づいて、それから私は目を合わせて行動することを心がけるようになりました。

司会：親からは言われたことはないですか？
E1子：ないです。
司会：そうなんですね。それを言われたのは小学校何年生のときですか？
E1子：二年生のときです。
司会：よく覚えていますね。そういうところは直線的ですね。あなたはこうと思ったら必ずやるタイプですか？
E1子：はい、そうですね。

＊＊＊

教師から相手の目を見て話しなさいと言われた体験が、彼女の「こうすべし」という教条的思考を強化したことは確かでしょう。本来であれば、なぜ彼女が視線を回避することになったか、その背景をともに考えていくという対応が教師には求められたはずです。

E1子さんが感性教育の最後に述べた体験談です。

「全体を通して」　E1子（学部四年）

私がこの講義を約一年間受けてきて、とくに印象に残ったことが二つあります。

最初に、自分の伝えたいことを言葉にしてきちんと伝えること、またその伝えたい言葉をより具体的にすることの難しさを知りました。私は普段なんとなく伝えたいことを伝えているつもりだったのですが、この講義を受けたことにより、自分がなんとなく伝えているつもりの事柄は果たして他の人にきちんと伝わっているのだろうかと疑問に思うようになりました。

一番私が強くそう感じたのは講義のなかで私が使った「信頼」という言葉です。「信頼」という言葉が抽象的すぎてみんなに伝わらなかったこと、そして自分自身が「信頼」という言葉を使ったにもかかわらず「信頼」という言葉をより具体的に表してみてと言われ、答えることができませんでした。しかし、他の学生が「信頼」という言葉を「好きだけど大好きじゃない」という具体的な言葉に言い換えることで私自身、そしてゼミのみんなが共通して意味のわかる表現になっていたのですごいなあと思いました。この件を通して、他の人が認識している言葉と私が認識して使っている言葉は抽象的な言葉になればなるほど違う解釈の仕方が出てくるので、抽象的な言葉はより具体的な言葉に言い換えなければならないと学ぶことができました。

二つ目に、ケースごとにビデオを見て自分が気づいたことや感想を言っていく講義のかたちをとっていたので、私が注目しなかったり疑問に思わなかったことに他の人が注目していたり、逆にみんなが気づかなかったことに自分が気づいていたことが印象に残りました。また、ビデオのなかの親子の行動に対しても一人ひとり感じ方が違っていて、経験や体験によって気づくところが違うんだなあと知ることができましたし、自分と違う見方や感想を聞くことができて楽しかったです。

この講義を通して、普段の講義では積極的に発言することはできなかったと思いますが、みんなに伝わるように、考えながら自分の考えや意見を発言し、その内容について共感や意見を言ってもらえたり、逆に他の人の発言を聞いて意見を述べたり、新たな発見をすることができ、とても貴重な時間を過ごすことができました。

＊＊＊

E_1子さんは「『信頼』という言葉が抽象的すぎてみんなに伝わらなかった」こと、さらに、「自分自身が『信頼』という言葉を使ったにもかかわらず『信頼』という言葉をより具体的に表してみてと言われ、答えることができなかった」ことに気づいています。そして、「他の学生が『信頼』という言葉を『好きだけど大好きじゃない』という具体的な言葉に言い換えることでみんなが共通して意味のわかる表現になっていた」ことに感動したことも述べています。「抽象的な言葉になればなるほど違う解釈の仕方が出てくる」という大事なポイントをしっかりと体得しているところに、E_1子さんの成長が窺えます。

5　情動の動きを感じ取れないために次第に自らの論理的矛盾に突き当たる

母子関係の特徴に問題を感じ、いろいろとその理由や根拠を列挙するのですが、次第に自らの論理的矛盾に突き当たる学生がいます。

D_2男：（印象的なところが）三つあります。はじめに、ボールで遊んでいるとき、そばに母親がいるにもかかわらず、子どもは反対のほうに、反対のほうに向かおうとしている印象がありました。

司会：どういうことですか。もうちょっと言葉を付け足してください。ボールで遊んでいるのだけれど、ボールを外に？

D_2男：そばに母親がいて一緒に遊んでいるというより、自分だけの世界にいるような感じが印象的です。

司会：それはボールの扱い方で感じたということですね。ボールの扱い方について先ほど話が途中で終わっちゃいましたね。

D_2男：ボールを取り出しては投げる。母親がそのボールを手にとって転がしています。子どもはそれをちらっと見るのですが、それをずっと追っていくというよりも、ちらっと見てはつぎのボールにいく。その動作から興味の対象が次から次へと移っている。自分の世界にいるなという印象を受けました。つぎに、先ほどのC_2子さんの意見と少し似ているんですけれども、最初の頃、母親に抱っこされたときは抱っこされたくないような感覚だとC_2子さんが言っていたけれど、左手で母親との距離をとっているような感じがしました。左手で離したり近づけたりという感じでした。でも二度目では、逆に右手で母親の存在を確かめているような感じでした。母親から離してみたり、逆に首のあたりを触れようと近づけてみたりしているように感じました。最後に、母親やSTがいなくなったとき、普通ならいなくなったと思ったらすぐ泣くと思うんですけれど、この子どもの場合は大人がいなくなったのを気づいて泣くというより、自分の世界に入っていて、しばらくしてから泣いている。あれ、そのタイミングで泣くんだ、と疑問をもちました。

司会：普通であれば子どもは母親がいなくなったことに気づいたらすぐ泣くのに、この子はそうじゃなくてどうなのかということですかね？

D_2男：そうではなくて、母親がいなくなったのを確かめたという動作を感じ取ることができませんでした。確かに母親がいなくなったのを見ていたのですけれど、泣いたタイミングがおかしいと思いました。いなくなったのがわかったらすぐに泣いて不安な表情を見せればいいのに、不安な表情も見せずに、④の場面でSTが車のクラクションを押したためにクラクションが鳴ったところで泣き始めました。そのタイミングで泣くかな、おかしいと思いました。

その後対話が進むと、D_2男さんのなかの矛盾した思いがよりはっきりしてきます。

D_2男：先ほど私は安心感を得ていると言ったんですが、それとは逆に、ちょっと甘えられないような距離感をとっているという印象があるということも言いました。

司会：そういう感じもあったということは、両方ともあるということですかね。

D2男：両方ともあったんじゃないかなと思います。その場面で、はじめのほうは少し突き放すような感覚もあったんですけれど、途中から触りだして、安心感を得だしたなという感覚もあったので、そういう意味ではどちらもあったんじゃないかなと捉えました。

司会：なるほど。もっと議論を進めてください。大事なところですから。

＊＊＊

「安心感を得ている」という感じ取った思いと、「甘えられないような距離感をとっている」と矛盾した印象をともに述べています。ここでD2男さんの抱く「安心感」のイメージがいかに不確かなものであるかがわかります。そこで私はさらに対話を進めています。するとD2男さんが母子双方の動きのどんなところに「安心感」や「距離感」を感じ取ったのか、より明らかになってきました。

D2男：なぜ私が距離をとっていると思ったかというと、②と類似していると思ったからです。②は、最初、母親が抱っこしていたときの左手と、③で出した最初の右手が一緒の感じだったんです。それが左手と右腕で安心感も得るし、逆に嫌だということを露出しているのかなと。だからこそ最初は、②ではちょっと嫌だ、最初の③では距離をとったんだけれど、やっぱり触ってみたら安心した、という印象でした。

司会：G2男さんは今の説明では納得いかないでしょう。

G2男：よくわからなかったです。

司会： よくわからなかったのならさらに質問してください。

G_2男： 前半と後半の違いがちょっとよくわからなかったんですけれど。

D_2男： 類似しているという印象を得たということです。

司会： ⑧の前半と後半ということじゃない？

G_2男： 私が言ったのは⑧なんですが。

D_2男： ⑧では、最後のほうになると右手が首のほうを触っていたんですよね。はじめはちょっと距離をとりたいと思って下のほうを触っていたんですけれど、母親だと思って、首もとを触って安心感を得るという感覚に変わっていったのかなという感覚がありました。なので、嫌だとまではいかないですけれど、ちょっと距離を置きたいと、右手で突き放すような感じなのかなと。自分で人との距離を測っているんじゃないかなと。そういう意味で嫌悪感も入っていて、C_2子さんは安心感ということだったんですけれど、私はどちらかというとちょっと嫌悪感も入っていて、距離をとるという意味とも捉えることができると思いました。

司会： だんだんあなたのいう内容が変わってきましたね。嫌悪感とか否定的なニュアンスのほうがより強くなってない？

D_2男： いや、そういうことでもないですが、安心感だけかというとそれは違うと思いました。それも安心感の逆が嫌の意味合いで嫌悪感という言葉を使ったのです。そう意味でちょっと距離をとっている。安心感だけではないんじゃないかということです。

司会： G_2男さんが疑問に思ったのは、安心を求めると同時に嫌悪感を示すというのは理解できないということではないですか。同時に両方があるのか、それらは両立するのかという疑問ではないですか。違いますかね。

G_2男：はい、そうです。両立するのかなと思っていました。

司会：このシーンについて感じたことのニュアンスがG_2男さんでは違うんですね。これはとても難しく、かつ大事なことですから、さらに丁寧に議論したいと思います。

＊＊＊

D_2男さんはいよいよ苦し紛れに「安心感だけではないんじゃないか」と説明しようとします。しかし、他の学生はその説明に納得がいきません。それは「安心を求めると同時に嫌悪感を示す」ということが理解できないからです。

このように対話を重ねていくことによって、D_2男さんのなかにある矛盾点が明らかになってきました。それが何を示しているかと言いますと、この母子関係をみることによって、D_2男さん自身のなかにアンビヴァレンスという情動の動きが立ち上がっているのですが、それを自分でモニターできていないということです。どうしてもそれにふたをしてしまう心理が無意識に働いています。そのため些細な行動をいろいろと取り上げて、それらに理由を糊塗《こと》してなんとか辻褄《つじつま》を合わせようとしているのです。

では、なぜD_2男さんには、自らの内面に立ち上がったアンビヴァレンスという情動不安に向き合うことが難しかったのでしょうか。その理由は、D_2男さん自身の体験談に率直に語られています。

「自分を振り返る」　D_2男（大学院一年）

三日間という短い期間で、今までの授業では経験したことのない感情を味わうことができました。先生に指摘された「木を見て森を見ず」という言葉が一番こころに残っています。私は何でも物事の一つの面を切り取って全体を理解したかのような気持ちになっていました。しかし、全体を理解するための一つの面であることを、育っていくなかで見落としていたと感じています。事例でも声の流れを読むことや、からだの動きの流れをつかむことで、全体の雰囲気を得ることができます。実際のケースのときなども、どうしても一つのことに目が行きがちだと思い返すことができました。また、感想文を書いたり、本をまとめることが自分を振り返るための一番の材料となりました。自分のものの見方や自分の語る言葉をつねに意識化することが自己理解につながると思いました。

＊＊＊

D_2男さんの「物事の一つの面を切り取って全体を理解したかのような気持ちになってい」たことの気づきと、全体を理解するためには、「声の流れを読むことや、からだの動きの流れをつかむことで、全体の雰囲気を得る」ことの大切さにも気づいています。

なぜこのような一面的な捉え方をするようになったかを内省した結果、自分の幼少期の体験が深く関係していることにも気づきが生まれています。それは以下のような内容でした。

幼少期に両親の離婚を経験し、父親に引き取られている。そのため実際の母親との関わりの記憶が乏しい。父親や親戚の人たちから母親についていろいろと話を聞かされるが、どれも母親を否定的に捉えたものばかりである。自分はそうだとは思わない。そこで自分であれこれと想像して考える習慣が身についた、と言います。そのため、実際の目前の母子関係をアクチュアルに捉え損なってしまっていたのです。幼少期のことが自分の母子観察に如実に反映していることへの気づきを、この感性教育での対話を通して、D_2男さんは体験することができたのです。

6　自らの情動不安が賦活され，それに圧倒されて何も言えなくなる

供覧するビデオ映像は単に母子二人が楽しく遊んでいる場面ではありません。二人の間に強い不安と緊張が流れています。ビデオで観察している私たちにも母子双方の不安と緊張が伝わり（私はこの現象を「共振する」あるいは「共鳴する」と表現しています），自分の内面に同様の情動不安が立ち上がります。それは自分のなかにまとまりのない情動として押し寄せ，時と場合によっては，それに圧倒されてまったく発言できなくなることも少なくありません。こうなってしまうと，自分のなかに立ち上がった情動の変化が自己由来のものか，それとも観察対象者（患者）由来のものか，区別がつかないことになります。その結果，臨床家は患者のこころの動きを感じ取ることが難しくなってしまいます。

なぜこのようなことが起こるかというと，自らの幼少期に体験したアンビヴァレンスという情動不安が呼び覚まされたからです。一種のフラッシュバック現象といってよいものです。こころの臨床を生業とする臨床家にとって，このような体験はぜひとも克服しなければならない課題となります。今回の感性教育の試みは，この課題に対する一つの解決法だと私は考えています。

Ⅲ　自分のものの見方の起源に対する洞察

「関係をみる」という作業は自らの感性の働きに強く依存するため，主観，つまりは自らの内面にしっかりと向き合うことが求められます。感性教育を試みるようになって，私がもっとも印象づけられるとともに，その重

ことでした。

要性を再認識させられたのは、「感じたこと」の意味を考えるという作業は難しく、一筋縄ではいかないという

「感じること」を担う感性の働きと「その意味を考えること」を担う理性との間には、さまざまなこころの働きが介在し、「感じたこと」がその人固有の色調に彩られ、独特な「意味」を帯びたものとして認識されるのです。このことは人間一人ひとりの個性を作り出す源でもありますから、否定的に捉える必要はありません。

しかし、われわれ臨床家にまずもって求められるのは、他者のこころのありようを感じ取ることです。そのためには、自ら「感じ取ったこと」を意味づける過程でどのようなこころの働きが介在しているのかに気づかなければなりません。そうでなければ患者の体験であるにもかかわらず、臨床家自らの体験がそこに濃厚に反映された結果、患者の体験自体を歪曲したり、見過ごしたり、見誤ってしまうことが起こりうるのです。

感性教育によって、「感じ取ること」の難しさが自らの過去の体験といかに深く関係しているかということに、少なからずの学生たちは気づくことができます。ただそのためには、ビデオ供覧によって自らの内面に賦活された情動不安に圧倒されながらもしばし立ち止まり、対話をするなかで次第に自らの情動不安の起源がどこにあるのかという気づきを体験することが求められます。

ではそうした学生たちは感性教育を体験するなかで、どのようにして自分のものの見方の起源に気づくようになっていったのでしょうか。それは学生たちの体験談から明らかになっていきます。

以下、学生が提出したレポートの内容の一部を、それに対する私のコメントを添えて示します。その内容には私も教えられることが大変多かったので、極力省略しないで示します。ただし、匿名性保護の観点から私の判断で省略している箇所があることは事前にお断りします。

1　不安・緊張時の自分の対処行動が浮き彫りになる

「自分の課題発見と発見までの苦悩」　A3男（大学院一年）

父は会社員で、母は専業主婦。私は父のことを厳しい人と思っています。先生と初めて会ったときに「小林先生は厳しそう」とどこかで感じていて、私の父の姿と被ってみえて怖かったです。しかし、このときは「先生が怖い」と確かには思っていなかったです。先生とのやりとりのなかで「それはどういうことですか、もっと詳しく」「あなたは何か他の学生と違う感じがするよね」と指摘されると黙ってしまって何も言えなくなるというかたちで、怖いという思いが自分のなかで浮き彫りになって確かなものになっていきました。

ビデオを見ているなかで、望んでもないのにいろんな空想がめぐってまったく集中できなかったです。不安で怯えている子や何もできなくなる子。ビデオに出ている緊張・不安時の対処行動が今の自分の状態と似ていたからです。「いや、自分はこのビデオの子とは似ていない」とずっと自分に言い聞かせていました。認めたくなかったです。自分が同じような行動をとって自分の弱さを認めることが怖かったです。自分を知って傷つくことが怖かったです。認めることが怖い自分がいることに気づきました。

ここまで怖いと感じている子に敏感であったのは、私自身が怖さに敏感に対応して生きてきたからだと感じています。私のなかでは、厳しい＝怖い＝父という方程式が成り立っているのを今はっきりと感じます。その方程式をはっきりと感じて小さい頃を思い返してみました。そうすると、厳しさという威圧感が怖くて何をされるかわからず不安で、自分の伝えたいことを抑えてきたことが胸の内に浮かんできました。父のあとをくっつき回っていたのは、何も言わずに従うことで対処していたからです。

緊張・不安が高まったときに自分の気持ちを言えなくなるのは、小さい頃からでき上がった怖さからくる対処行動だと気づき、ではこの課題にどうやって接していけばよいのかを考えたとき、「今ある感情を素直に伝えること」が自分と向き合うこと、相手との関係をみていくことだと感じています。

この授業に出る前から、自分になんらかの課題があるであろうことはわかっていました。しかし、具体的に何が課題であるかはわからなかったです。授業に出て先生との関係のなかで不安・緊張時の自分の対処行動が浮き彫りになりました。先生といる時間はとてもきつかったです。ですが、「先生が怖い。怖くて何も言えなくなっていました」という気持ちを小林先生に開示したことで、今後どうしていけば自分の殻を破って課題を克服できるのかがわかったように今はっきりと感じます。

小林先生の授業を受けることができて本当によかったです。ありがとうございました。

＊＊＊

ビデオに映し出されている母子間のアンビヴァレンスの様相を観察したA3男さんは、それによって自らの内面に潜んでいた情動不安が賦活化されたのでしょう。その結果高まった不安と緊張が単に母子関係の観察によって感じられたものではなく、自分の幼少期からの父親との関係に由来したものであるということへの気づきが生まれていますが、このような「洞察」が感性教育での対話を通して生まれていることも正直に語られています。

私は感性教育での発言の意図をより明確にするような問いを発言者に向けて発するように常々心がけていますが、それが結果的に学生に対する精神療法にもなっていることに気づかされたのは、A3男さんの誠実な態度と自己開示のおかげでした。

2　自分自身が自由になる体験

「関係をみることは自分自身を洞察すること」　B3子（大学院一年）

三日間という大変短い時間のなかで、小林先生の講義を受講して正直治療された気分である。具体的にいうと、乳幼児期の母子関係のビデオを見て、自分の考えや気持ちを内省し、それを発表し、先生や他の受講生と対話していくなかで、自分の過去の体験やそのときの気持ちが一気に思い出され、自分自身の感情がものすごく揺さぶられた。そして、その感情と自分自身が向き合うことで、母親と自分がどういう関係だったのか、そして今はどうなのかと考え直す機会になった。

初日はまず、自分自身の考えがとても堅苦しく知識やしがらみ、そして「個」ばかりに考えが偏っていたことに気づくことができた。また、完全にではなかったにせよ、頭でっかちな偏った考えから解放され自由になるという体験をし、事例を通した対話や先生からのご指摘で「はっ！」と気づくことができたことはとても大きかった。

事例の全体の流れをつかむためには、「母子間に流れている空気をつかむことが必須である」と小林先生がおっしゃっていたが、断片的に一部の行動だけを取り上げレッテルを貼るという行為は、結局は「個」しかみておらず、「関係をみる」ということをまったく行っていないということもわかった。私が最初の対話のなかで、「回避性（アタッチメント研究におけるアタッチメント・パターン分類の一つ）」と言ったことはまさにこのことではないか、と我に返った。子どもの一部の行動を見れば、自閉症スペクトラムと思うかもしれない。しかし、なぜ子どもがその行動をとっているのかを理解するには、母親と子どもの関係のなかで起こっている、生まれている空気に気づくことが求められる。しかし、それは刻々と変化しているため、われわれは感じ取るしか術がない。

そのため、いかに母子関係を全体で捉える必要があるかがわかる。一連の流れも空気感も、両者が相手の動きと連動して動いていることによって生まれている。よって子ども、母親といった「個」だけをみていても、一連の流れなどみえてくるはずがなく、つかめるものもない。

全体の流れに気づくためには、情動の流れに身を委ねることができるように、こころが自由でなければならない。そのためには、自分のこころをモニタリングし、自分の生きた言葉で表現しなければならない。しかし、私にとってこの作業がとても難しかった。気づくことはあるが、この気づきをどのように表現したら相手に伝わるのだろうかと考えても、伝わらないものは伝わらなかったのが正直な感想である。〝伝わらない〟となると、私のこころは、「じゃあ、どれくらい言葉をかみ砕いたら、どんな言葉を使ったら相手に自分の考えが伝わるのだろうか。なんとしてでも、この気づきを伝えたい」という考えに行きついた。何度もいうが、この作業は本当に苦しく、とても難しい。しかし、この作業が小林先生のおっしゃる、「共通認識をめざす共同作業（主観による内省作業）」ではないだろうか。心理療法において、治療者の「主観」や患者との関わりのなかで立ち上がる「間主観」を積極的に取り上げることこそ大切なのだということがわかった。

二日目に、二歳台のビデオを見て一歳台と二歳台の子どもと母親の関係のありようについて差があることが明らかになった。一歳台では、「子どもは母親から離れて心細い思いをすると、母親を求めて『甘え』を示すが、いざ母親と密着しそうになると思わず回避的になり、まるで『甘え』を求めていないかのような態度をとる」ため、いつまでたっても母子関係は望ましいものにならない。この子どもの行動はまさに「あまのじゃく」である。一歳台の子どもたちのアンビヴァレンスは誰の目にも明らかなかたちで、全身の動きで表現されるが、二歳台になると、その様相は劇的に変化していく。二歳台では、「甘えたくても甘えられない」がゆえに、不安を解消する術を身につけようともがき、対人的なパターンが形成されていく。子どもは「甘えたくても甘えられない」気持ちを、相手である母親に極力気づかれないようふるまうようになるのだ。

私自身、講義のなかでも述べたが、〇歳から保育園に預けられ、両親は共働きで祖父母に育てられた。そのため、両親、なかでも母親に「甘える」という行為に対して昔からすごく苦手意識があり、なるべく自立的にふるまう自分がいた。母親からも、小さいときはきょうだいのなかで一番手がかからなかったと言われ、余計に母親の顔色を気にして自立的にふるまうようになっていった。そして、いざ自分が助けを求めたいときに、どのように助けを求めたらよいのかわからなくなってしまった。今までなるべく一人で何事も解決してきた私にとって、母親や誰かに頼る、相談をするという行為はとても難しく、自分のこころが苦しくなっていく一方であった。このようにして、〝乳児期に見られるアンビヴァレンスへの多様な対処行動〟は、乳児期だけではなく、その後の対人関係にもつながる対処行動になってしまうのではないだろうか。

三日目は、幼少期の「甘え体験」を思い出し、自分自身のこころの動きに気づいてしまったとき、とても苦しくなって言葉が詰まる思いをした。しかし、その気持ちを感じたままに自分の言葉で表現することによって、思ってもみなかったほど大粒の涙がこぼれ落ちてしまった。三日間ビデオを見て母子関係の流れを必死につかもうとしているなかで、自分の情動も重なって動いていたということにそのとき初めて気づいた。ビデオを見て学んでいる気持ちでいながら、実際はビデオを通して「自分自身を洞察していた」のかもしれない。

三日間を通して私は自分自身が自由になる体験と、自分自身を洞察する体験をすることができた。そのうえで、母子関係を「個」ではなく、全体の流れの一連の動き、「関係」として、情動的コミュニケーションの存在に気づくことができた。正直、本や論文を読むだけでは理解しがたかったと思うが、ビデオを通して、また実際に自分も体験することによって気づけたことが一番大きかった。

＊＊＊

どうしても「個」にばかり目がいく人のなかには、B3子さんのような方が少なくないのではなかろうかと私は想像しています。自分の気持ち（甘え）よりも母親の顔色を窺いながら期待に応えることをよしとしてきた、いわゆる「いい子」だった人たちは、自分のなかに立ち上がる情動の変化に目がいきにくいものです。日頃から「甘え」という情動にふたをしてきたからです。

B3子さんは感性教育で多くの母子関係を観察するなかで、「甘え」を押し殺して母親の意向に懸命に応えようとする子どもたちの姿が、自分自身の幼少期の姿と重なったのでしょう。だからこのような「洞察」が生まれたのだろうと思われるのです。

この体験談は、私が感性教育でめざしていることそのものだという気がしますが、そのことに気づいたのは、B3子さんが正直に自分の気持ちに向き合い、そこでの情動体験とその意味について誰にもわかるように語ってくれたからです。

3　まるで自分がカウンセリングを受けたようだ

「幼少期の自分を見つめなおす」　B4子（大学院一年）

ＳＳＰの動画を見て、自分のなかに湧き起こってくる感情を感じることがどういうことなのかということを、身をもって体験することができた。もし、言葉で子どもと母親がやりとりをしている動画であれば、自分はきっとその言葉の内容にばかり気をとられてしまい、母子の間の関係に目がいかなかったと思う。言葉がないからこそ、母子の間の関係や、こころの動きを感じ取ることに集中できたのだとも思う。

私にとって、SSPの動画から子どものこころの動きを感じ取ろうとすることは、ときに少し苦しいなと感じることもあった。思い出したくなくても、自分の幼い頃の感情が自分のなかに湧き起こってくるし、幼い頃の自分に向き合っているような感覚になるからである。幼い頃のことを自分は忘れていると思っていたけれど、少しのきっかけで記憶は蘇ってくるものなのだと感じる。

私は自分のなかに湧き起こってくる感情を言葉にして表そうとすると、どのように表現していいのかわからなくなってしまう。感じていることを言葉にすることが難しかった。

ある事例の動画を見るなかで、自分のなかに起こっている感情を表現しようと言葉に詰まってしまうことがあった。そのとき、先生に「幼少期に、自分の感情を抑えてきた人は自分のなかに起こっている感情に気づきにくいことがある」と言われて、自分で気がついたことがあった。

私は「さみしい」という感情をあまり感じたことがないと思っていた。しかし、動画のなかの子どもを見ていると複雑な感情が起こってくるのは、自分自身がアンビヴァレントな感情を体験しているからではないかと考えるようになった。母親に自分の幼少期の頃のことを聞いたとき、私はあまり手がかからなかったし、育てやすかったと思うと言われた。今思い返すと、幼いときの私は本当は周りに気を遣っていたのだろう。気を遣っていたのは、母親が周りに気を遣う様子をずっと見てきたからで、自分もそうしなければならないと無意識に考えていたのだと思う。

私が発言した言葉が伝わりにくいのは、自分の言葉に対してためらいや、自分自身に起こっている感情をどう表現してよいかわからないというのが大きい。少しだけでも気づきを促す言葉をかけてもらうだけで、自分のなかで腑に落ちるようにして過去の記憶を思い出すことができた。面接場面でも同じことが行われているのだと思う。私は、この授業を通して、この気づきを体験したのだと思う。まるで自分がカウンセリングを受けたような感覚だった。

＊＊＊

B4子さんは最初のビデオ供覧の際に、何も言えずただただ感情が高ぶってしまい涙を禁じえなかったのを私はよく記憶しています。それほど強烈な体験だったようです。でもB4子さんは最後まで逃げずに、自分の情動不安と向き合っていました。

感性教育で用いているビデオは「言葉で子どもと母親がやりとりをしている動画」ではありません。子どもと母親の間で起こっているのは、非言語的というよりも情動的コミュニケーションの世界です。そのため、「SSPの動画から子どものこころの動きを感じ取ろうとすることは、ときに苦しい」ものです。なぜなら「思い出したくなくても、自分の幼い頃の感情が自分のなかに湧き起こってくるし、幼い頃の自分に向き合っているような感覚になるから」です。B4子さんの体験談はそのことをよく教えてくれます。

さらに私にとって印象深かったのは、「私は『さみしい』という感情をあまり感じたことがない」と思っていたが、動画を見るなかで自分自身に「複雑な感情が起こってくるのは、自分自身がアンビヴァレントな感情を体験しているからではないかと考えるようになった」ところです。そしてそれは「幼いとき本当は周りに気を遣っていたからではないか、という気づきを吐露しています。

周りに気を遣って過ごすことが、自分自身の生の感情体験を犠牲にする結果を生むことはとてもよくわかる話ですが、「さみしい」という感情を感じたことがないというB4子さんの気づきに、そのことがとてもよく示されています。

B_4子さんのこの気づきは将来臨床家になるにあたって大きなヒントを与えてくれるはずです。患者の情動の動きを感じ取るためには自己モニタリングが求められるからです。その意味で今回の体験は、今後B_4子さんが臨床家として育っていくうえでとても大きな財産になるだろうと思います。また、そうあってほしいと、こころから願わずにいられません。

以上、三名の学生さんの体験談を紹介しました。これらの学生の率直な感想を読むと、「関係をみる」なかで当事者のこころ模様を感じ取るという営みが、自分自身の過去の体験といかに深くつながっているかを教えられます。他者理解の深まりは、自己理解つまり自己洞察なくしてはありえないということです。ここに臨床家という生業に求められる厳しさがあることを私たちは忘れてはなりません。

文献

中島義道（一九九七）『〈対話〉のない社会――思いやりと優しさが圧殺するもの』ＰＨＰ研究所
斎藤環（訳・著）（二〇一五）『オープンダイアローグとは何か』医学書院

第4章
なぜ「アタッチメント」ではなく「甘え」なのか
——感性教育の実際

第3章では感性教育における対話を通して明らかになったことを述べましたが、対話の一部を紹介するに留まっています。

じつは感性教育でもっとも重要なポイントは、対話の過程で司会（私）が参加者の発言の意図をより明確にしながら、参加者に感性への気づきを促すことにあります。よって、その対話がどのように進められているのか、その実態を理解していただくために、一つのグループでの対話の過程を極力詳細に示します。

参加者はF大学大学院一年生、六名（A5子、B5子、C5子、D5男、E5子、F5男）。同一の事例を供覧したあと、各自の感想をタイトルとその根拠を中心に語ってもらいました。

以下に対話の流れを示しますが、学生の発言を聞きながら私はどのようなことを考えて対話を進めていったのか、私のこころの声も交えながら紹介します。学生と私との間でどのようなやりとりが行われたか、その最中に私自身どのようなこころの動きを体験していかにそれに応じたか、を併せて提示することによって、参加者に生じた心的変化の背景要因をも理解できるのではないか、そして対話の意義をより深く理解することにもつながるのではないか、と考えたからです。

I 実際の対話の過程

全員に自己紹介をしてもらったあと、今回の講義に臨んでの心構えについて解説し、さっそく事例の供覧に移りました。

1 母子関係の特徴とその根拠を述べる

司会：母子関係の特徴をタイトルにして表現し、その根拠を話してください。

A5子：（タイトル）「安心モードは指しゃぶり」（その根拠）母親がいなくなると子どもは泣いて、母親が戻ってきて抱くと、泣き止んだんですけど、すぐに指しゃぶりしていた。母親と関わっているときも子どもはあまり母親に目を合わせない。一人でボールを転がしている。だから母親は子どもにとって安全基地として働いていないのではないかと思いました。

＊＊＊

A5子さんの発言はハキハキしていて気持ちがよいのですが、それが逆に少し気になりました。感じたことを発言するとき、多くの場合は言葉にする際の戸惑いも手伝って考えながらゆっくりと語ることが多いのですが、A5子さんのあまりにも歯切れよく発言するのでそれはなぜだろうかと考えていました。そして、「母親は子どもにとって安全基地として働いていないのではないか」との発言が気になりました。

B_5子：「それはさっき欲しかったもの」　子どもにとって母親は安全基地になっているのかなと思いました。でも母子のコミュニケーションとかリズムが合っていないと感じました。母親が子どもに何かで引きつけようとして働きかけるけれど、子どもはそのときはすでに他のものに移ってしまっていて、それはさっき欲しかったもので、今は他のものにという感じで、母子はずれているなと思いました。そんな男女のカップルがいるなと思いました。女性が先週はこのダイヤが欲しいと言っていたので、男性が買ってやると、それは先週欲しかったもので今はそれではないというようなカップルに見えました。この母子は関係ができているけれど、ずれているなと思いました。だから「それはさっき欲しかったもの」としました。

司会：あなたは面白いことを言いますね。タイトルも随分と考えてつけたみたいですね。

B_5子：考えました。

＊＊＊

B_5子さんの発言には人目を引くようなところがあります。とくに独特な喩え話には興味をそそられます。ただ、その喩え話を聞いていると、やや飛躍があって、スッと飲み込めないものも私は感じていました。さらにB_5子さんはこの母子関係をみると、「この母子は関係ができている」と判断したからでしょうが、母親が安全基地になっていると述べ、先のA_5子さんの発言と正反対であることが目を引きました。この違いがどこから生まれているのかをぜひ取り上げる必要を感じていました。

C_5子：「もどかしい母子」　母親が子どもの目線の先にあるものを見て、先導して働きかけている。その一所懸命さはひしひしとこちらに伝わってくるんですけれど、子どもはそれを見ることなく、関心はころころ変わっていく。その感じがもどかしいなと思いました。子どもが泣いたときの声が痛々しく感じられました。ストレンジャー（以下ST）が子どもに手を出すと、引っ込めていて、二人の間にはぴったり感がない。母親の一所懸命さには圧迫感があって、広い部屋なのに窮屈な感じがしました。

司会：お母さんの懸命さが圧迫感を感じさせたということですね。

＊＊＊

C_5子さんの「もどかしい母子」というタイトルを聞いた瞬間、「よい感性だ」と感じました。母子二人の場に生まれた空気感をいち早く感じ取り、戸惑いつつも正直に表現していたからです。また素朴に一番強く感じたことを述べているのもよいと思いました。

D_5男：「母に身を委ねて甘えず、一人遊びをする男児」　⑤で母親が再入室したとき、母親が抱いたら子どもは泣き止んだのですが、自分から抱きついているようには見えなくて、目線もお母さんを見ないで他のものに行っていたように見えました。だから「母に身を委ねて甘えていない」としました。もう一つは、②で子どもは母親のほうを見ないでボールのほうばかり見ていたから「一人遊びをする男児」としました。他の学生の話を聞いていて、自分は母親に注目せず、子どもばかり見ていた気がしました。関係をみていなかったなと思いました。他の学生のタイトルを聞いていて、母親の関わりは過剰だったかなと思いました。

＊＊＊

D$_5$男さんは、子どもが「母に身を委ねて甘えず」にいることを見て取っています。なかなかいいなと思いました。しかし、その後の発言から、他の学生の発言をすぐさま取り入れているところにD$_5$男さんの特徴がよく出ています。さらにいくつかの印象的な場面を切り取って全体をまとめているように感じました。そこで早速そのことを取り上げました。

司会：他の学生の話を聞いて、付け加えたんだね。それは自分が見た感想とは違うよね。そんなことは気にしなくていいんですよ。他人《ひと》は他人《ひと》、自分は自分ですから。自信がなさそうですね。他の人のパワーに圧倒されているのではないですか。自分の思ったことを率直に発言してください。

＊＊＊

D$_5$男さんは声が自信なさげで遠慮がちな印象を受けます。さらに、周りの意見に影響されやすく、それに合わせようとするところが目立ちます。そのため私はD$_5$男さんに「自分の思ったことを率直に発言してください」と助言しています。

E$_5$子：「指しゃぶりで落ち着く子」②で母親は子どもに一所懸命働きかけているけれど、空回りしているように見えて、子どもはそれに反応していない。③でＳＴが入ってきて母親と少し距離ができると、子どもはちらちらと母親のほうを見ている。⑤で母親がいなくなったとき子どもは泣いて、⑥で母親が戻ったときも泣いていたので、自分がいなくなって泣いたことで、母親は少し嬉しかったのではないか。だから子どもを抱いて頭をなでているように見えました。でも母親が抱いたときの子どもの指しゃぶりが気になりました。抱かれているのに指しゃぶりをしていて、母子交流がうまくいっていないことにもどかしい感じがしました。

＊＊＊

E_5子さんは落ち着いていて聞き取りやすい話し方をする人です。私が気になったのは、母親が子どもの頭をなでている仕草を取り上げているところです。大事なシーンなのですが、このシーンのみを取り上げて解釈を試みているからです。この推測が当たることもあるかもしれませんが、じつは他の場面でも母親はさかんに子どもの頭をなでているのです。だから全体の流れをつかんだうえで、母親の仕草の意味を考えてほしいと思いました。

F_5男：「母親と目線を合わせない子ども」②で母親がボールを転がして子どもの気を引こうとするけど、子どもはそれに反応しません。何度やっても反応しない。母親は腰に手を当てていたので、疲れたのかと。そこに母親の不安を感じました。その後、母親がいなくなると泣き叫んでいたのですが、母親と再会すると泣き止んでいたので、母親との関係はあるのではないかと感じました。ただ、抱かれている間も素直に抱かれているように見えるんですけど、母親が子どもを覗き込むようにしていて、子どもは母親のほうを見ずに左手で指しゃぶりをしていて、右手で母親の首回りを触ったりして模索しているようで、落ち着きがないように見えました。

＊＊＊

F_5男さんは気の優しそうな人ですが、少し自信がないのか、戸惑いつつ発言しているのが気になっていました。B_5子さんと同じように、子どもと「母親との関係はあるのではないか」と述べています。そこでこの点を確かめたくてさらにたずねました。

司会：「母親との関係はあるのではないかと感じた」と発言されたけど、どんな関係があると思いましたか。

F5男：母親が安全基地として、安心の対象として働いていると感じました。

＊＊＊

「安全基地」という言葉がすぐに気になりました。おまけにA5子さんとF5男さんの捉え方が真っ向から違っていたからです。

2　母親は「安全基地」として機能しているか否か

司会：ありがとうございました。皆さんの発言をすべて聞きました。では今から対話を進めていきましょう。F5男さんとB5子さんは「母親は安全基地として働いている」と言いましたが、A5子さんは「母親は安全基地として働いていない」と言いましたよね。二人の意見が違いますね。このあたりから始めましょう。お互いの発言を聞いてどう思いましたか。

F5男：A5子さんは、母子再会のときに子どもが母親に抱かれても指しゃぶりをしていて落ち着いていないので、母親は安全基地として働いていないのではないかと発言されました。でも私は、一人になったときやSTと二人になったときに泣いていたけど、母親との再会で泣き止んでそばで遊んでいたので、母親は安全基地として働いているのではないかと思いました。

＊＊＊

一人になったときに泣いていた子どもが戻ってきた母親に抱かれてすぐに泣き止んだところを捉えて、母親が安全基地としての役割を果たしているとF5男さんは判断しています。しかし、A5子さんはそのとき子どもが指しゃぶりをしていたので、母親は安全基地としての役割を果たせていないと判断しています。ここで両者の判断の根拠の違いが明確になりました。

司会：この子は母親とSTをはっきり区別しているから、安全基地として働いているのではないかと判断したということですね。A5子さんは、子どもが母親に抱かれていても指しゃぶりをして不安なのではないか。だから安全基地として働いていないのではないかと判断されたと思います。

F5男：でも私は違うということを発言しました。

司会：二人の意見は違いますね。

A5子：母子再会のときの様子から、安全基地として働いていないのではないかと、安全基地という言葉がふと出てきたのでそう思いましたが、全体をみると母親は安全基地になっているのではないかと思います。

＊＊＊

ここでA5子さんは前言を撤回して、安全基地として機能していると判断したのはなぜでしょうか。最初の発言は、ふと思いついただけであってさほど明確な根拠があったわけではなく、みんなの発言を聞いていて、自分の根拠のなさから前言を撤回しているように見えます。最初に感じ取ったことをもっと味わえばよいのにと私は思っていました。

B₅子：安全基地をどう捉えるかという問題になっていると思いますが、母親がいないと遊べない、母親がいると安心して遊ぶことができる。母親がいるところでは遊ぶことができるという意味で、環境としての安全基地ということがいえるのではないかと思います。一〇〇％子どもは母親に身を委ねることはできないということはわかります。安全基地という概念をどのように捉えるかという議論だと思います。

F₅男：私もその点が大事だと思っています。そもそも安全基地という概念がどういうことか、私にはよくわからないので知りたいです。

司会：正直な発言ですね。

B₅子：安全基地というのは、そこを拠点にして安心して遊びに行けるという場所だと思う。母子がくっついているということ自体は安全基地として捉えていない。そこを基地として遊びに行けるという場所を安全基地として捉えていました。

司会：そういうふうに考えると、この親子を見て、その点はいえるのではないかと思うということですね。

＊＊＊

「安全基地」という言葉を用いたことによって、議論はおかしなところに行きそうです。「アタッチメント」という視点から離れて、この母子のこころの動きに寄り添って感じたことを言葉にすればわかりやすくなるのではないかと思いました。

B₅子：目線は合っていないけれど、子どもは母親の姿をちらちらと見ていて、母親の存在を確認する作業をしていたから、そう思いました。母親をちらちらとしか見ないから、STに気づくのも遅いけれど、気づいたら泣いているから、それなりに意味があるのかと思いました。

D_5男：B_5子さんが私の言いたいことをコンパクトにまとめてくださいました。

＊　＊　＊

D_5男さんはB_5子さんの発言にすぐに同調しています。ここにもD_5男さんの他人の発言に流されやすい一面を感じます。

E_5子：私も同じような意見ですが、安全基地という考えは思い浮かばなかったです。STに気づいたら激しく泣いていたけれど、母親と再会したら泣き止んだので。母親がそばにいることによって安心して遊ぶことができているという意味で、安全基地として働いていると思いました。母親に抱かれているときに指しゃぶりをしていたから、確かに子どもは母親に完全に身を委ねていないのはわかります。安全基地をどう捉えるか私もよくわかりません。

司会：E_5子さんはさかんに首をひねりながら発言していますね。このことはとても大事なことなのね。自分で発言しつつ少し違うな、という気持ちが表現されていますね。そこがとても大切なんですね。安全基地という言葉をあまりよくわからないで使っているということに、皆さんなんとなく気づかれていますね。だからわかったような、わからないような、おかしな話になっているのではないですか。

3　「安全基地」を用いたことによって生じた自己矛盾

E_5子さんまで周りの人たちの発言に影響されて、安全基地としては機能していると言い始めています。私はB_5

子さんの発言力の強さを感じると同時に、E_5子さんには、なんとなく納得していないにもかかわらず周囲に同調しようとしているところを指摘して、はじめに自分が感じたことをもっと大切にしてほしいという思いを込めて助言しました。安全基地という専門用語を何気なく軽い気持ちで用いたことによって、かえって自分の考えが混乱していることをここで問題として取り上げました。

C_5子：私の安全基地のイメージは、子どもにとって拠点となっていることと、そこに戻ればエネルギーが補充できる感じです。この事例では安全基地のできかけ、なりかけみたいな感じだと思います。今は母子のつながりはできていると思うけど、互いにそれを確信できていない感じがします。そのため「もどかしさ」としました。

司会：C_5子さんがことさら安全基地という言葉を使わなかったのには積極的な意味があったのですね。

C_5子：そうですね。

司会：今の反応は早かったですね。すぐに「そうですね」とおっしゃったから。自信のある発言ですね。他にどうですかね。安全基地という概念を用いることによって頭のなかが混乱しているということが、とてもよくわかりますね。

＊＊＊

C_5子さんだけは安全基地という言葉を用いることに対する違和感を正直に述べていて、とてもよい感性だなと感じました。

B₅子：文章では安全基地という言葉は使っていないですが、母親といると安心できるという関係性はできている。しかし、母子のコミュニケーションはうまくいっていないということです。先ほどA₅子さんがそのように言ったからそれを受けて発言したのですが。

＊＊＊

「安心」や「安全基地」と「コミュニケーションがうまくいかない」ことがどのように整合性をもって語られているのか、私の頭は混乱してきました。

司会：前の人（A₅子さん）の発言の影響を受けたんですね（笑）。でもB₅子さんは、前の人が「安全基地」と言うのを聞いて、それを取り入れて発言しようと思ったのはなぜでしょうね。

＊＊＊

ここで、B₅子さんの周りの人から影響を受けやすいところをすぐに取り上げました。

B₅子：指しゃぶりが安心できる手段だという発言があって、母親が安全基地になっていないという話になったから。自分はそうかなと思ったんです。赤ちゃんにとって指しゃぶりは安心できる手段になっていると思うけれど、母親に拗ねている感じにも見えたんです。本当は母親が来てくれて安心して泣き止んでいるくせに、指しゃぶりをしている。それが拗《す》ねたように感じたんです。

＊＊＊

B₅子さんは子どもの感情を「拗ねたように感じた」にもかかわらず、安全基地という観念を用いて考えたために混乱してしまっていることがはっきりしてきました。

司会：母親が来たので子どもはほっとしたにもかかわらず，指しゃぶりをして拗ねているということですか。

B5子：指しゃぶりで安心できるのであれば，母親がいないときに指しゃぶりをしてもよかったと思うんです。ST と一緒にいるときや一人になったときに指しゃぶりをすればよいのに，母親が来てから指しゃぶりをしているから，指しゃぶり自体で安心しているのではないのだろうと思ったんです。その意味はなんだろうかと考えていました。A5子さんの言葉を借りて「安心モード」からみると，母親がいたから安心できたのではないかと思いました。だからそういう関係性はできているのではないかと思います。

＊＊＊

どうもB5子さんにとって「拗ねている」ということが「安心」や「安全基地」とどのような関係にあるのか，ひどく混乱しているようにみえてきました。ここで私は，B5子さんとC5子さんの発言内容の違いをより明確にする必要性を感じました。素朴に感じたまま発言したC5子さんと，「安全基地」を持ち出したことによって自分の考えが混乱してしまったB5子さんとを比べながら，二人の捉え方にどんな違いがあるかをさらに明確にする必要があると考えたからです。

司会：そういう関係性ができているとおっしゃったけれど，どんな関係性なんですかね。

B5子：難しいです。

司会：「（関係性をどう表現したらよいか）難しい」というB5子さんの発言を聞いてC5子さんはどう思いましたか。

C5子：この関係性をどう表現したらよいか難しいです。もどかしいです（笑）。なんともいえない関係に何か名前をつけたかったんですけれど、ビデオを見た自分も「もどかしかった」ので、「もどかしい」と表現したんです。

司会：C5子さんは、この親子を見て一番感じた思いを率直に「もどかしい」という言葉で表現されたんですよ。そういうことですよ。C5子さんの「もどかしい」というタイトルを聞いて皆さんはどう思いましたか。「もどかしい」という言葉は、今のC5子さんの気持ちにもっともフィットする言葉の表現ですね。……私たちは今具体的に一組の親子を見ているんですね。唯一無二の親子ですね。安全基地が働いているかどうかという視点を持ち込むと、どうでしょうかね。安全基地という概念を用いたために皆さんは混乱しているような気がするんですね。B5子さんはレポートには安全基地という言葉は用いていないと発言しましたよね。その該当するところだけお話ししてくださいませんか。

4　「もどかしい」と感じ取ることの大切さ

C5子さんが「もどかしい」という正直な気持ちを語っていることに大事なところがあると思いながら、対話を進めています。

B5子：母親がいると安心できるという関係性はできている。

司会：「母親がいると安心できるという関係性はできている」ということですね。C5子さんはそのように見ていないいんだよね。

B_5子さんは子どもが「安心」できていると感じていることがこの発言からよくわかります。でもその一方でこの子は「拗ねている」とも発言しています。B_5子さんはかなり混乱している様子が見えます。「拗ねる」という心理をB_5子さんはどのように捉えているのか気になっていましたが、ここでは取り上げていません。今考えると、取り上げたほうがよかったように思います。

＊＊＊

C_5子：安心か安心でないかと言われると、どちらかといえば安心の側に近いという印象を受けたんですけれど、……そこに確信は……自分のなかでは……関係という感じでは見ていなかったのではないかと思います。子どもが安心しているかどうか、母親が不安そうだな、と見ていたんですけど、関係がどうかと言われると、私はその点を書いていないと思います。

司会：あなたが「もどかしい」と表現したのは、この親子の関係をずっと見てそう感じたからではないですか。

C_5子：親子のやりとりを見ていたので。何を見ていたんだろうと思いますね。

司会：いや、そうではなくて、まさにあなたはそう感じたんですよね。この親子関係をずっと見ていてね。「安全基地」という抽象的な概念を使うと、安全基地ができているかどうか、オール・オア・ナシング（all or nothing）の思考に引きずられますね。

具体的にこの親子を見て、安全基地がどうのこうのと考えるとき、観察者はどんな目線で見ているのでしょうかね。母親は自分の気持ちを語るとき「安全基地」という言葉を用いることはないでしょう。この子にとって私は安全基地になっているかどうかということは普通考えませんよね。

私たちはボウルビィのアタッチメント理論を学んで、そのなかで「安全基地」という言葉を知ったんだけれど、それを一つの具体例に適用して表現しようとすると、途端に自分の考えがどのくらい明確か、怪しくなるんですよね。

このような専門用語を使うと、一見格好よくてわかったような気になるかもしれないけれどね。専門教育を学んでいる身としてはつい使いたくなるかもしれないけれど、実際の親子の事例を前にして臨床的に関与するとき、安全基地という言葉が役に立つのかどうか、邪魔することもあるのではないかということを考えたいんですね。専門用語は、幾多の経験をして、そのなかに共通したエッセンスを取り出して言葉にしたものですね。抽象化という作業をするわけですね。

専門用語を安易に使うと自分で自分の首を絞めることになるんですよね。B_5子さんはその困難さに直面しているんですよね。

C_5子さんは親子の関係をみて素朴に感じたことを「もどかしい」として表現したんですよね。「もどかしい」ということを、どんなところから感じたのかを話し合っていくといいと思いますね。そうすれば皆さんにも共通理解が可能になるように思いますね。どうでしょうか。もう少し頑張りましょう。

専門用語を学ぶことは大事だけどね。具体的な事例を目の前にしたときにはあまり役に立たないんですよね。かえって自分の考えを曖昧にしてしまう危険性があるんですよね。

＊＊＊

ここで、C_5子さんのいう「もどかしい」という感じの出処はどこか、考えていく必要性を感じました。

C$_5$子：B$_5$子さんが話していた「親子のズレ」は、私がもやもやしてうまく表現できていなかったことをそのように表現されたのかと思いました。

司会：B$_5$子さんの「親子のリズムが合っていない」というところですかね。

C$_5$子：そのあたりのところを私は「もどかしい」と表現したのだろうと思います。

司会：リズムが合っていないというのは具体的にどんなところですかね。

B$_5$子：会話ではないけれど、子どもの興味がそこにないときに母親はそこに誘おうとしている。母子の再会後、抱かれている子どもはすでに降りようとして他のほうに気持ちが向いているにもかかわらず、母親は一所懸命になって子どもに関わろうとしている。子どもの体勢はすでに他のところに移っているにもかかわらずそうしているから、二人のテンポが合っていないなと感じました。今これを共有したいというものがお互いにずれて違う感じがしました。そういう意味でリズムが崩れている、合っていないと思いました。

司会：そういう点でもどかしさを感じるということでしょうかね。

C$_5$子：母親が何かに子どもの注意を向けさせようとしている。母親が子どもに自分のほうに注意を向けてほしいと思って、玩具を介して働きかけている。でも子どもはそちらに関心を向けていない。

司会：今の話はB$_5$子さんと同じですね。

B$_5$子：いや、そうではなくて、私の見方は、子どもが先行していろいろとやっているのに、母親はそれに付いていっていないということです。

＊　＊　＊

二人の発言は同じことを指しているのかと私は思っていましたが、このB$_5$子さんの発言を聞いて、じつは真逆なほどに違っていることに驚きました。でもすぐには、その理由がわかりませんでした。

司会：では二人の見方は逆だね！　そうか！　二人の見方は出発点が違うね。B5子さんの見方は、子どもが何かに関心を向けているとき、母親がそれに合わせて関心を寄せると、子どもは途端に他のことに関心を移しているということですね。でもC5子さんの見方は、母親がさかんに子どもに何かに関心を向けさせようとしているけれど、子どもはそれに関心を向けようとしていないということですね。二人の見方には大きな違いがあるんですね。リズムが合っていない、テンポが合っていない、ということで母子の関係の問題をよくみているなと思いますね。このような問題は何からきていると思いますか。

B5子さんが若いカップルの話を例に出していましたね。一週間前にある宝石が欲しいといったのに、今日になると他のものが欲しいというような場合、なぜそのようなこころの変化が起こるのでしょうかね。

B5子：一週間前に欲しいと言ったものが変わるのは、それほどまで欲しかったのではないということだろうと思います。

司会：一週間前にはその宝石が欲しいと言わせたのは何かという問題ですね。B5子さんはとてもよい喩えを出されたから、責任をもって説明してくださいよ（笑）。一週間前に宝石が欲しいわと言わせたのは何でしょうかね。皆さんも考えてみてください。

A5子：大人の場合はわかりませんが、子どもの場合ですけど、この事例では、母親が子どもの前でボールをさかんに転がしているけれど、子どもはまったく関心を向けようとしない。一般的には子どもが何かをやっているのに合わせて、言葉をかけるのではないですかね。たとえば、子どもがボールを転がしたら、母親はそれに付き合って「ころころ……」などと言ったりするのではないですかね。だから子どもがしたいと（母親が）思っていることを子どもに見せているのではないかと思いました。でもそうなっていないから、母親からすれば、「自分がこうやってあげているのに、なぜしないの」、と思うでしょうし、子どもからすれば、「自分はこうやろうとしているのに、母親はなぜ他のことをさせようとするのか」、という両方の言い分があるのではないかと思いました。

司会：……大分議論は深まってきましたね。

B5子：先ほど私がカップルの例を話したのは、女性が宝石を欲しいと言ったから、一週間後に男性は宝石を買ってきたのに、そのとき女性は他のものが欲しいと言った。そのため男性のしたことは徒労に終わったので、どうしてそうなの、という報われない気持ちに着目していたのかもしれません。お母さんの気持ちを表現したくて、そのような喩えを話したのだと思います。お母さんにとっての欲求不満ですね。

＊＊＊

B5子さんは母親の苛立ちに共感していることがわかります。最初に私がB5子さんの喩え話を聞いたとき、面白い喩えだと思いました。それはなぜかと言いますと、「宝石が欲しいと言っていたにもかかわらず、いざ男性から渡されそうになると、いや今はそれが欲しいのではないと反応した女性」に、私は「無い物ねだり」の心理を見て取ったからです。それはまさに「あまのじゃく」としてのアンビヴァレンスの心理を示していると思っていました。

しかし、対話を進めていくうちに、B5子さんの喩えの意図はそうでなかったことがわかりました。宝石を贈った男性の側に同情の念を示していたからです。「男性のしたことは徒労に終わったので、どうしてそうなの、という報われない気持ちに着目してい」ます。お母さんの気持ちを表現したくて、そのような喩えを使っています。「お母さんにとっての欲求不満ですね」という発言に、そのことがとてもよく示されています。ここで、B5子さんがこの母子関係に立ち上がっているアンビヴァレンスという情動の動きを感じ取り損なっていることがわかります。

司会：子どもが母親に欲求不満を起こさせたんですね。二人の見方は真逆だよね。もう少し話を続けたいところですが、時間もきましたのでこのへんで終わりにしましょう。ご苦労様でした。

Ⅱ　対話の過程からみえてきたもの

1　行動記述用語「アタッチメント」では感じ取ったことを表現できない

学生たちはアタッチメント理論をすでに学んでいますから、「安全基地」という用語を用いてこの母子関係を理解しようとするのはとてもよくわかります。そのなかで興味深いのは、新奇場面法（以下ＳＳＰ）で子どもが一人ぼっちになってついに激しく泣き始め、その後母親との再会で抱かれてすぐに泣き止む姿を見て、学生たちの少なからずは、子どもにとって母親が「安全基地」となっていると見て取ったことです。

そのように捉えていくと、子どもは母子分離で不安に（心細く）なって泣いたけれど、母子再会によって泣き止んだことからアタッチメントは形成されていると判断したくなります。

しかし、その一方で「安全基地」となっている母子関係でありながら、さまざまな矛盾点も気になり、それら全体をどうまとめたらよいか、整合性がつかないためにひどく混乱していることが対話の過程で次第に明らかになっています。

アタッチメント理論は行動科学に依っていますから、当然行動観察に重点が置かれることになります。しかし、学生たちは単に行動観察のみを行っているのではないことが彼らの発言の端々に強く窺われます。黒子に徹して客観的な立場からこの母子を観察することはできないという当然のことが、ここにとてもよく示されています。

2　繊細な心模様は日常語でしか表現できない

私は以前「アタッチメント」と「甘え」の違いについて一冊の本（小林・遠藤、二〇一二）を編んだことがありますが、そこで私が主張したかったことの一つは、一人ひとりの心模様を具体的に描写しようとすれば、日常語で表現することが求められるということです。なぜなら、私たち日本人のこころの襞《ひだ》は日常語で切り取られ、かたち作られているからです。

私が感性を問題とするようになったのは、アンビヴァレンスという独特な情動の動きを感じ取ることの重要性に気づいたからです。けっして感性一般を磨く必要性を主張しようとしたものではありません。

アンビヴァレンスは、好きか嫌いか、甘えたいか甘えたくないか、どっちつかずのなんとも言いがたい不確かでつかみがたいこころの動きです。よって、C_5子さんが最初に事例の母子関係の特徴を「もどかしい」と表現したことをよい感性だと私が思ったのは、アンビヴァレンスというこころの動きをC_5子さん自身が身をもって感じ取ったからこそ出てきた言葉だったからです。

このように私たち日本人が幼い子どもと母親の交流を観察すると、そこに「甘え」にまつわる情動の動きを必ず感じ取るものです。こうしてアンビヴァレンスを感じ取ることができれば、母子間のさまざまなやりとりはアンビヴァレンスという独特なこころの動きが流れているなかで展開されているものだということがわかります。すると、子どもが母親に対してふるまうさまざまな動きをアンビヴァレンスへの対処行動として捉えることが自ずとできるようになります。このことが精神療法を考えるうえでもっとも核心的な部分なのです。それが「関係をみる」ことの大切さと難しさでもあるのです。

Ⅲ　感性教育で何を学んだか

ここではE大学で試みた感性教育で学生たちがどのような体験をしたのか、取り上げてみます。

講義の最終日に、私は学生に以下の三つの課題を課し、各自「タイトル」をつけてレポートにまとめてもらいました。

① 講義の体験を振り返り、自分が何を考え、どのようなことに気づき、何を学んだか、具体的に論じなさい。
② 「関係をみる」ことは「個をみる」こととどのように異なるのか、自分の理解した範囲で述べなさい。
③ 関係のなかで「アンビヴァレンス」の関係病理を捕捉するためにはどのようなことが大切だと考えるか、講義の体験をもとに自分の考えを述べなさい。

先の章で①については他大学の三名の学生さんの体験談を紹介しましたので、ここではとくに②と③について、学生たちがどのように考えるようになったか、彼らの体験談から見ていくことにします。そして最後に、感性教育を経験した半年後改めて振り返ってどのような感想をもったか、ある学生の体験談を紹介します。

1　「関係をみる」ことは「個をみる」こととどのように異なるか

「『関係をみる』ことは暑さ・寒さを感じることと似ている」　A_5子（大学院一年）

一日目の課題では、「個を見る」ことがクライアント個人の行動を捉えることで、「関係をみる」ことは二者間のやりとりやそこに漂う雰囲気を捉えることで、いわば空気を読むことだと考えていた。三日間を終えた今もその感じは大きくは変わらないが、空気を読むというより肌で感じるというほうがよいかもしれない。より正確に言おうとするならば身体の内側からという表現になる。いずれにせよ、イメージとしてはフォーカシングに似ているなと思った。

　事例を見るとき、はじめのうちは母親か子どもか、どちらか一方を見てしまっていた。「関係をみる」ことのポイントとして「二人の間に立ち上がる情動を感じる」とか「空気を読む」とか「二人の間に漂う」などいくつか教わったが、頭ではわかっていても身体ではなかなか実感できなかった。「個をみる」ことは目で見たことを言葉にして相手に返せばよいが、「関係をみる」ことは目に見えないものを自分の身体でつかんで、それを見えるようにして返す必要がある。目に見えないもの、言葉にできないものをなんとか言葉にして相手に伝えるという過程をとることがもっとも訓練を必要とする部分だろう。「個をみる」際も気持ちを扱っているが、「関係をみる」

際にはお互いの気持ちとそれらがぶつかったときの雰囲気や感じを扱うため複雑になる。また、自分が感じたことをどう表現するかも難しく、人それぞれ違う感じをどう共有するかというところも「関係をみる」ことの難しさではないかと思った。どこまで身体で感じられるか、どこまでそれをうまく伝えられるか、そこが「関係をみる」ことの特徴の一つだと私は考える。

＊＊＊

「空気を読むというより肌で感じる」という指摘はとても鋭いと思いました。まさにその通りで、「空気を読む」ことは妙に周囲の人に対して忖度《そんたく》してあれこれ考えるというニュアンスを感じ、自分で感じ取ったことをありのままに表現するものではないでしょう。その意味で「肌で感じる」との指摘は実感から生まれた表現だと思いました。

ただ一つ気になったのは「イメージとしてはフォーカシングに似ているな」という感想です。フォーカシングも私の主張も自分のなかで感じ取ったことに目を向けるという意味で近いものを感じるかもしれませんが、私が「感じ取る」際にもっとも重視しているのは「関係のなかで立ち上がる情動の動き」です。フォーカシングではあくまで個人のなかで立ち上がる感情、内的体験に目を向けるという点が強調されているように思います。その点がもっとも大きな違いで、この点は私の主張する「関係発達臨床」の要ともいえるものなのです。

〈解説２〉マインドフルネス、フェルト・センスなどとの相違

最近、わが国で「マインドフルネス mindfulness」が話題となっています。それに伴ってジェンドリンのフェルト・センスもよく取り上げられるようになりました。[*1] これらの動向も、日頃気づかない自分の身体を通したこころの動き（体感）に対して内省的な気づきを促している点で私の主張と共通したところがあります。しかし決定的に異なっているのは、これらには「関係」の視点が欠落していることです。瞑想などはその最たるものです。一人で自分の身体を通したこころの動きを体感し、内省的な気づきへとつなげていくことなのでしょうが、それは私の主張と似て非なるものです。私の主張の眼目は、精神療法（面接）で治療の核心となるものとしてのアンビヴァレンスを、「関係」のなかで、つまりは患者治療者双方のこころの動きのなかでアクチュアルに体感しつかむことです。一人で内省しながら気づきを促すこととは大きく異なります。ただ、こうした自らのこころの動きの重要性の指摘にはそれなりに評価すべき点があります。私もその重要性に着目しているという点では似通ったものがあるからです。ただ残念ながら「関係」の視点がない。そのためせっかくの重要な着眼点も治療の核心へとつながっていかない。私にはそのように思えます。

＊1　たとえば、Rome（2014）など。

「関係は流れのなかで捉える」　B5子（大学院一年）

私は今回の三日間の講義で「関係をみる」ことの難しさを痛感したが、その難しさはどこにあったのかを考えると、大きく二つの理由が考えられる。

一つは、「関係をみる」ということは文脈のなかで捉える必要があることだ。今回、二十分間にわたる母子の映像を見たが、子どもが見せる表情は、場面によって変わっていった。子どもがSTの前で見せる仕草と母親の前で見せる仕草がまったく違うことや、対処行動と思われる行動が、母親の前や母親がいなくなった場面など、特定の場面で生じていたことが私のなかでは衝撃的だった。だからこそ、子どもについての主訴で来談される場合には、母親の口から語られる子ども像によって、あるいは子どもの観察によってのみで判断するという従来の「個をみる」という視点からではなく、子どもと他者との関係という視点に立ってみていくことが必要なのだと実感した。また、関係性という意味では、子どもと母親との関係のみでなく、クライエントと自分との関係のなかで捉えるという視点も必要であるということもわかった。

しかし、実際に関係を捉えようと思うと、関係はつねに変化しているので、全体を通した流れのなかで理解しなければならなかった。私は講義中それができず、母子の気になる行動を抜き出してそこだけを論じたり、行動を起点にストーリーを作り上げたりしてしまった。関係を流れのなかで理解するためには、自分も流れのなかに入って、そのなかで揺らぐ自分自身の情動に目を向け、捉えていく必要がある、ということがわかった。

ここまで文章にしてみたが、実際にやった体験を振り返ると、非常に難しく感じた。なぜなら、関係のなかに流れる情動を捉えようと思えば、自分自身を通して理解しなくてはならないが、自分自身もまた関係のなかで揺り動かされるものだからである。

そこで、私にとっての難しさの理由の二つ目は、自分自身の情動に向き合うこと、感情面と理性面をコントロールしなければならないということだ。以前から、私はこの、感情と理性の取り扱いについて難しいと感じていた。「自らの内面を通して理解する」といっても、感情的になりすぎると、大切なことを見失う可能性が高い。

今、大学院の授業や研修会などで学んでいる理論的な面があるからこその臨床心理士の専門性だと思うのだが、以前から、私はこの理論面（少し冷めた目）と感情面（相手の話に合わせて自分の感情が動く）が半々にできたらいいのに、できないなあと悩んでいた。「共感」しようと思えば涙が出そうになったり、逆に学んだ知識の目で見るととても機械的で冷めた感じになってしまったりしている気がする。そこをコントロールして、どちらの面も備えていられるようになればいいのだが……と思いながらもそれができずにいた。

私が思うに、揺り動かされる感情を理解し、自分でモニターできる程度にコントロールできれば、知識面に気づくゆとりができるということではないか。だから、自分としての当面の課題は、自分の情動に目を向ける、気づいたことを表現する、それができたら、つぎに他者と共有し伝える練習をするということを日常からやっていくことだと思う。そうやって少しずつ、感情と理性を上手に両手にもって、クライエントに向かい合っていけたらいいなと思った。

＊＊＊

非常に率直な感想が述べられていて好感をもちました。教育する側の私自身も大変教えられることが大でした。とくに「関係をみる」ということがいかに難しいことかを実感を交えて語られていて、なるほどそうだろうなととてもよくわかりました。

ただ、一つ気になることを述べておきます。最後に述べている理論と感情についてです。いかなる理論も生まれるまでの過程があるはずです。理論を学ぶ際にはそのことをつねに念頭に置き、その提唱者がなぜそのような理論を生み出したのか、その契機は何だったのか、その起源にまでさかのぼって理解するという姿勢をもち続けることが大切です。このような姿勢をもち続けるためには、自分自身の関心と興味、着眼点をよくよく理解し、それをもとに自分自身の観察力を磨くことが先決です。それなくしてはつねに新しい理論を学ぶたびに飲み込まれてそれに迎合するか、好き嫌いの表層的な判断で取捨選択してしまうことになりかねません。要はつねに批判的精神をもち続けることが大切なのです。そのためには自分が確固とした臨床経験を積み重ねることが何よりも求められます。自分でこれは確かだというものをもたない限り、生まれては消えていく多くの理論や治療法を目にしては振り回されてしまうことになりかねません。クライアントから見れば、それはつねに揺れ動く臨床家の姿で、信頼に足る存在にはならないだろうと思います。

B_5子さんがなぜ理論と感情のバランスに悩んでいるか、私にはよくわかるような気がします。B_5子さんは感性教育のなかで自分の情動不安が賦活化され、ひどく動揺したことを率直に語っています（ここでは割愛しています）。しかし、三日間の体験を通して、自らの情動不安の起源に幼少期の「甘え」体験の質が深く関係していることへの気づきが生まれています。

B_5子さんが理論と感情のバランスを問題意識としてもち続けていたということは、これまで自らの体験や実感をもとに納得のいく（腑に落ちる）ような理論との出会いがなかったからでしょう。今後、B_5子さんが、自らの感性の自由を取り戻すことができるならば、それを生かしつつ実感を伴った臨床経験を積み重ね、納得のいく自分なりの理論を生み出すことも可能ではないかと思います。

その意味でも今回のB5子さんの経験は新たな自分自身の気づきとなり、今後の臨床家としての成長を考えるうえで重要な契機となったのではないでしょうか。

「『関係をみる』ことは『個をみる』こととどのように異なるのか」　C5子（大学院一年）

「関係をみる」ことと「個をみる」ことの違いについて、今回の経験を踏まえたうえで私が考えたことは以下の三つである。

一つ目は、子どもの行動を特性として捉える色合いが強い「個をみる」に対して、「関係をみる」ことは、関係のなかにある人々（母子）のつねに揺れ動くやりとりや場面の流れのなかで生じる情動をくみとろうとするところに重きが置かれるという点に大きな違いを感じた。

二つ目は、母子の関係をどう感じ、どう特徴づけるかは観察者（治療者）側のそのときの状態がとても大きな影響をもち、観察者のなかで感じられるものを言葉として表出することの難しさを「関係をみる」ことを通して感じた。

三つ目は、どうしてそのようなことが生じるのか、どのように治療していくかという視点で考えたときに、介入の方法や方向が大きく異なると感じた。「関係をみる」ことでより母子の間に根差した奥深い悪循環の理解ができ、そこへアプローチすることができるように思った。

一つ目については、母子の間に漂う雰囲気やなんとも言えない感じのなかで、お互いにお互いが誘発されるように影響し合っていて、揺れ動く様子がとても印象的だった。「悪循環」と表現された人がいて、「循環している」ということを今回初めて目の当たりにしたような、体感したような気がした。子どもという「個をみる」だけだと、確かに「この子は人との関わりが苦手」というように子どもの特性として捉えられることも多いと思った。しかし、それがとても危険なことなのではないか、子どもの理解へつながっているのか、母親（養育者）が求めているものなのか、という疑問が強くなった。今まで私は、自分自身のことも含めて「こういうところがある」と知らず知らずに「個」としてみていて、どこかそれで向き合うのをやめて安心していた部分があったのではないかと振り返った。「自閉症だから」という言葉は先には来ないものだと改めて感じた。目に見えずさらには揺れ動き、どっちつかずの状態を目の当たりにしたとき、観察者も捉えがたい感じを受けるが、それをこうだとどちらかに割り切るのではなく、この矛盾したような感じこそがこの母子の特徴であると感じることができるようになるには、私自身は難しさを感じた。私自身、なんともいえない思いを感じて、それをどこに置こうかと抱えられなさを感じた。母子のなかで今生じていることをありのままに捉えることが「関係をみる」ことであり、固定的な「個をみる」こととは異なると感じた。

二つ目の、母子の関係をどう感じ、どう特徴づけるかは観察者（治療者）側のそのときの状態がとても大きな影響をもつことを「関係をみる」なかでとくに感じた。「関係をみる」ことは、診断のように基準に当てはめていくのとは対照的であった。この子どもはこういう特徴があるというのは、行動観察から考えられるが、それは関係のなかで漂うことを通して観察者のなかに感じられたものを言葉として表出することをせずとも言えてしまうことである。それがいかに横暴かということを今回「関係をみる」ことを試みるなかで感じ、自分が今までそのような見方に頼っていたのかと思うと恐ろしささえ感じた。臨床の場面で、強く問われるのはその臨床家の感性（主観）であると改めて思った。

三つ目の、介入の方法や方向が大きく異なることは今回の体験のなかでも感じたが、具体的なことがあまり考えられなかった。揺れ動く母子間の情動を感じ取ることは、関係病理を理解し改善していくための第一歩であるように思った。その一歩が観察者の勝手な思いで大きく踏み外してしまうと、あらぬ方向へと支援がいってしまうことを感じた。感じ取ることは難しいだけでなく、重大な責任もあると思った。「関係をみる」ことでより母子の間に根差した奥深い悪循環の理解ができ、そこへアプローチすることができるように思った。

事例のビデオを見ることも貴重な機会だった。こうだろうか、どうだろうかと言葉がぐるぐるとまわり、つかめない目に見えないものを具現化することの難しさを感じたが、難しいなかで出てきたものをまた吟味することを繰り返し、揺れ動くものに丁寧に向き合おうとすることが「関係をみる」ことにつながる大切な過程だと感じた。実際の臨床場面では、いつもタイミングの難しさを感じていたが、今回も自分の感じたことを具現化するだけでなく、それを伝えることも大切だと感じた。同じ意味の言葉でも言い方やその日のお互いの気分などにより響き方が違うので、難しさもあるが、ぴったりとはまったときには関係の変化への大きなきっかけにもなりうるだろうと思った。「個をみる」のではなく、今生じていることをありのままに捉えることで、母子のなかの悪循環の改善へとつながるように思う。

＊　＊　＊

C_5子さんは供覧事例の感想のタイトルとして「もどかしい母子」と表現した学生です。私はそれを聞いたとき、「関係をみる」ことの大切なところを感じ取っているなと思ったことをよく記憶しています。自分のこころに立ち上がったなんとも言いがたい情動の動きを平易な言葉で素直に表現するところにとても好感をもちましたし、このことこそ「関係をみる」際のもっとも大切なところだと私は日頃から考えてきたからです。

ここに示されているC_5子さんの考えは、私がわかってほしいと思っていることのほとんどすべてとも言っていいほどの内容をじつに的確に表現されていて本当に感心してしまいました。

とくに大事なことは、「目に見えずさらには揺れ動き、どっちつかずの状態を目の当たりにしたとき、観察者も捉えがたい感じを受けるが、それをこうだとどちらかに割り切るのではなく、この矛盾した感じこそがこの母子の特徴であると感じることができるようになる」ことなのですが、彼女は正直にその「難しさを感じた」ことを述べています。そして「なんともいえない思いを感じて、それをどこに置こうかと抱えられなさを感じた」と言いつつも、彼女はその思いから逃げずに、じっくりと味わうことの大切さを同時に学んでくれたようです。「母子のなかで今生じていることをありのままに捉えることが『関係をみる』ことであり、固定的な『個をみる』こととは異なると感じた」と述べているからです。

最後にぜひとも取り上げたいのは、「この子どもはこういう特徴があるというのは、行動観察から考えられるが、それは観察者のなかで関係のなかで漂うことを通して感じられるものを言葉として表出することはせずとも言えてしまうことである。それがいかに横暴かというのを今回『関係をみる』ことを試みるなかで感じ、自分が今までそのような見方に頼っていたのかと思うと恐ろしささえ感じた。臨床の場面で、大きく問われるのはその臨床家の感性（主観）であると改めて思った」との記述です。この内容は私が日頃「個」ばかりみて訳知り顔で臨床に従事している人たちにぜひともわかってほしいと願っているものです。

私の感性教育で、このようなことにまで踏み込んで自分の思いをしっかりと述べる学生が出てきたことは、教育者冥利に尽きます。

2 アンビヴァレンスの関係病理を捕捉するためにはどのようなことが大切か

「アンビヴァレンスを捕捉する」 B5子(大学院一年)

講義中、十回のビデオを通して、「甘えたくても甘えられない」「駆け寄ってもらいたいけどできず、かえって遠ざかる」「抱きしめてほしくて近寄るけれど、触れたかと思うと手を引っ込める」などの、さまざまなかたちで現れたアンビヴァレンスを見た。ビデオを見て私が「不思議」「違和感」と表現したそれらの一見不可解な行動のなかに、矛盾する心理状態が併存していること、そのような複雑な情動の揺れ動きが外からはわかりにくいこと、そのことが他者との関係に悪循環をもたらすことがわかった。これが、「アンビヴァレンス」を「関係病理」と捉えているゆえんだと思う。

講義のなかで、アンビヴァレンスを捕捉するうえで私が重要だと感じた点は、子どもから発せられる言葉はけっして字義通りのものではなく、子どもの行動もまた、彼らの意図がそのまま表れたものではないということだ。事例を通して私がわかったことは、言葉については、発せられる言葉が真実ではないという前提で捉えることができるが、行動については、その行動のなかにある情動の動きを理解せず、「あれ? 不思議な行動をしたな。こうしたいからかな?」と短絡的に考えてしまう傾向があるということだ。そこから、ストーリーを作り上げ、事例から離れてしまっていることがあった。しかし、途中の議論や先生の話から、すべての行動に明確な意図があるのではなく、「そうせざるをえない」という部分があることを理解した。また、自分の短絡的な見方への反省と、自分自身の情動の揺れ動きに耳を傾けることで、三日目の最後のほうでは、行動の裏にあるアンビヴァレンスを少し捕捉することができたと思う。「そうせざるをえない」というような、揺れ動く微妙な感情を捉えるためには、自分のなかで動くこころの細やかな動きに目を向けること、そして、全体の流れのなかで振り返りつつ吟味していく丁寧な作業が必要なのだと思った。

また、授業中先生に言われて参考になったのは、アンビヴァレントなこころの動きを体感するためには、「よくわからない動き」「不思議な動き」で済ませるのではなく、実際にその人の動きを真似して、言葉にできない状態を味わうことが大事だ、ということである。私がこれをとくに感じたのは、最後の事例で実際に子どもが困ったときにする動作をまねたときであった。そうすることによって、私も窮屈で動きづらいという子どもの情動を自分の身体全体で感じ取ることができたように思う。これまで、「自閉症の子に特徴的な行動」と捉えていた行動も、全体の流れ（文脈）のなかで見れば、意味のある対処行動なのだと理解することもできた。今後、クライエントを前にしたとき、とくに、クライエントのこころの動きがつかみにくいときや、どうしてそんなことをするのだろうと理解に戸惑うときに、クライエントの身体の動きを自ら真似してその情動を自分の身体を通して体感する、ということをやっていきたいと思った。

＊＊＊

アンビヴァレンスは「矛盾する心理状態が併存していること、そのような複雑な情動の揺れ動きが外からはわかりにくい」特徴をもっています。B5子さんはこれまで「行動については、その行動のなかにある情動の動きを理解せず、『あれ？　不思議な行動をしたな。こうしたいからかな？』と短絡的に考えてしまう傾向がある」こと、だからB5子さんは「そこから、ストーリーを作り上げ、事例から離れてしまっている」ことに気づいています。B5子さんは自分がなぜアンビヴァレンスに気づきにくいか、体験談で自己洞察が深まったことを率直に自己開示しています（ここでは割愛しています）。だから「自分の短絡的な見方への反省と、自分自身の情動の揺れ動きに耳を傾けることで、三日目の最後のほうでは、行動の裏にあるアンビヴァレンスを少し捕捉することができたと思う」とまで述べることができたのだろうと思います。

私は常々、相手の情動の動きを感じ取るためには、相手の身体の動きを演じてみるように助言しています。B5子さんはそれを早速実行に移して「動作をまねたときであった。そうすることによって、私も窮屈で動きづらいという子どもの情動を自分の身体全体で感じ取ることができた」と述べています。とてもよい体験をされたことが率直に述べられています。

「関係のなかで『アンビヴァレンス』の関係病理を捕捉するために大切なこと」E5子（大学院一年）

講義を受けて、母子関係を観察したときに、自分のこころがどう動くのかを鋭敏に感じ取ることの大切さに気づいた。このことはとても難しく、三日間の事例を通した経験では、できるようになったとはいえないが、自分のこころの動きに目を向けるという感覚はつかむことができたように思う。セラピスト自身が自分のこころの動きを敏感に感じ取ることは、母親と子ども二者の関係をみるうえで必要なことであり、このことができて初めて、母親や子どもの細かい些細な動きも見逃さず、鋭敏にアンビヴァレンスを読み取れるようになるのだと感じた。

また、何を感じ取ったか、自分のなかに落とし込み、自分の言葉で表現すること、自分の感じ取ったものが他者にも同じように感じ取れるように表現することが大切だと感じた。講義のなかで、この母子を見てなにか自分のなかで感じてはいるが、それを言葉で表現できないといったことを何度も経験した。クライエント（母親）も子どもとの関わりのなかで行き詰まり、うまくいかないと感じているとき、きっと同じようなことを経験しているのではないだろうか。だからこそセラピストである私が母子の間に流れる空気感を言葉にして、クライエントに返してあげる必要があるのだと考える。そして、その言葉は、専門用語などではなく、クライエントにもわかりやすい日常語であることが望ましく、「〜のような感じではないですか？」といったように、セラピストが感じたままを率直にクライエントに伝えることが大事であると感じた。そうして、クライエントとセラピストの間に置かれたこの「感じ」を二人で共有することで、面接が進んでいく。情動次元のコミュニケーションを大切にすることで、面接は深まっていくのである。これは、クライエントの思いとセラピストの思いをつなげていく大事な作業であり、面接を進めていくうえで必要な過程であると私は考える。

＊＊＊

「関係をみる」ことの眼目は、「自分のこころの動きに目を向けるという感覚をつかむことができる」ようになることです。E$_5$子さんはなかなかツボを押さえた指摘をしてくれています。さらにそのことによって「母親や子どもの細かい些細な動きも見逃さず、鋭敏にアンビヴァレンスを読み取れるようになる」のです。じつは人間のこころの動きは細かい些細なからだの動きに反映しているものです。無意識のこころの動きはそのようなかたちで捉えることができるようになります。その意味でE$_5$子さんの指摘はとても大切なところをつかんでいて感心させられました。

3　感性教育の体験を半年後に振り返って

「人生の大きな分岐点」　A$_3$男（大学院一年）

集中講義が終わって半年が経過するが、今感じることは、三日間の体験はきつかったということである。どうしてきつかったのかを日々考える。本を読んでいるときや家でご飯を食べているときなどふっとした瞬間に思い浮かんでは考えるのを時たま繰り返すのだが、やはり自分を見つめ、殻を一枚剥がす作業をしたからこそあの三日間の体験はきつかったのだと今も思う。思い浮かぶと書いたが、思い出そうと思って思い出しているのではなく、自動的に湧き上がってくるというほうが、今の感じている不思議な感覚を示す表現として合っているように思う。

集中講義で一番苦労したのは、全体の流れをつかむことであった。自分の気持ちを自由にできなければ、相手のこころの動きを感じられないという言葉を小林先生がおっしゃった際に、私の頭のなかで、激しく金属バットで頭部を打たれるほどの衝撃が走ったのを今でも鮮明に覚えている。殻を破る作業をしたといったが、殻を破る前と同じように相手のこころの動きが読めずに苦労することが度々ある。二十年間培ってきたものが三日間で劇的に変化できるはずもないのは当然ではあるが、三日間を経験する前と確かに違うのは、感じるのではなくて考えている自分がいることに気づけるようになったことである。相手がどうしてその行動をとったのか頭で考えている自分がいて、その理由を求めすぎているときは頭が立ち往生する状態に陥る。そういう頭でっかちな自分に気づき、考えることに歯止めをかけて頭を真っ白にし、自分の内面、怒り、悲しみ、喜びなど、どう感じているのかに目を向けることができるようになった。これは臨床を理解していくうえでとても重要な力であり、気づけてよかったと率直に思う。しかし、そうはいっても、考えすぎている自分に気づくには今でも時間がかかる。もともと、自分の思いを外に出すのが苦手だということも相まって、それを言葉に固めることにはとくに労力を費やす。しかし、その言葉にならないことを言葉にすることこそがこれからの活動には必要なのだと今は思う。

＊＊＊

A3男さんは講義の体験談のタイトルに「自分の課題発見と発見までの苦悩」（九八頁）とつけた人です。とても重い内容の自己開示でしたのでその後が気になっていました。やはり感性教育の体験は想像を絶するものがあったのでしょう。「激しく金属バットで頭部を打たれるほどの衝撃が走った」との表現にそれが端的に示されています。しかし、「自分の内面、怒り、悲しみ、喜びなど、どう感じているのかに目を向けることができるようになった。これは臨床を理解していくうえでとても重要な力であり、気づけてよかった」と前向きに自分の感性を磨く意欲をもち続けて、日々臨床の研修に励んでいます。これからもA₃男さんが臨床家としてさらなる成長を遂げることを願わずにはおれません。

（解説3）原初的知覚

原初的、情動的、ヴォーカル・コミュニケーションなどと称されるコミュニケーションの最大の特徴は、原初的知覚が優位に機能している点にあります。原初的知覚としてよく知られているものとして、力動感（vitality affect; Stern, 1985）と相貌的知覚（physiognomic perception; Werner, 1948）があります。前者は五感で感知するあらゆる刺激に通底する動きの変化、つまりはその大小、強弱、リズムなどをするどく知覚するという独特な性質を示す知覚です。たとえば「患者に心理的に接近する」というようなこころの動きを感じ取ることを可能にしているのはこの力動感です。このような知覚体験は日頃意識しないで行われているので気づきにくいのですが、その気づきを日頃から心がけることが「関係をみる」際の大切なポイントです。この感覚を研ぎ澄ますことが私のいう感性（臨床センス）を高めることになると私は実感しています。

私が「甘え」という情動の動きを「関係をみる」際に中心に据えているのも、この原初的知覚に依っています。

なぜなら「甘え」は、他者に対して物理的あるいは心理的に接近する（あるいは離れる）動きを示すとともに、それと同時に情動の変化を伴っているからです。他者に接近すれば心地よい「甘え」の情動が高じます。しかし、人によっては接近すると緊張と不安が高まり、心地よい「甘え」を感じることはないため、つい回避的態度をとることもあります。

本書で私は、「原初的知覚」という用語を一切使用しないで解説することを試みました。なぜなら、この用語を使用することによって、多くの読者の理解が行き詰まり先に進まなくなることを、これまで幾度となく経験してきたからです。スターンは生前の最後の著書となった"*Forms of Vitality*"（Stern, 2010）のなかで、彼の理論の鍵概念の一つである vitality affect をめぐって同じようなことを述べています。私には彼の思いが痛いほどわかります。

文　献

小林隆児・遠藤利彦（編）（二〇一二）『「甘え」とアタッチメント――理論と臨床』遠見書房

Rome, D. I. (2014). *Your body knows the answer*. Boston: Shambhala.〔日笠摩子・高瀬健（訳）（二〇一六）『マインドフル・フォーカシング――身体は答えを知っている』創元社〕

Stern, D. (1985). *The interpersonal world of the infant*. New York: Basic Books.〔小此木啓吾・丸田俊彦（監訳）神庭靖子・神庭重信（訳）（一九八九／一九九一）『乳児の対人世界　理論編／臨床編』岩崎学術出版社〕

Stern, D. (2010). *Forms of Vitality*. London: Oxford University Press.

Werner, H. (1948). *Comparative psychology of mental development.* New York: International University Press.〔鯨岡峻・浜田寿美男（訳）（一九七六）『発達心理学入門』ミネルヴァ書房〕

第5章 感性を磨く

I 感性と理性のあいだ

1 感性を細らせる現代社会

いまやIT技術の急速な進歩により電子化された文字情報は日常生活のあらゆる領域にまで浸透し、多くの人がその波に飲み込まれ振り回されています。教育の分野でもしかりです。大学では（小中高でも）ほとんどの教室に視聴覚機器対応の設備が求められ、教員の多くはパワーポイントなどのソフトを用いて指導や教育を実施しているのが現状です。ここで学生にまず与えられるのが文字を中心とした視聴覚情報です。

このことの臨床教育に対する深刻な影響を私たちはもっと真剣に考えるべきです。なぜなら臨床現場では、生身の人間を前にその人をどう理解し、どう関わるかが臨床家につねに求められます。そこで大切になるのは、けっして患者の特性を客観的に捉えることだけではありません。治療において鍵を握るのは、患者と臨床家との「あいだ」に立ち上がる情動の動き、あるいは空気感といってもよいものです。確かにこれまでにも「あいだ」（木村、二〇〇五）や「接面」（鯨岡、二〇一三）として取り沙汰されてきましたが、いまだに人間科学領域においても行動科学に依拠した「客観性」を重視した姿勢が幅を利かせています。

しかし私たちは、人間科学における実践と研究に従事するにあたって、この主観や間主観の体験こそ人間を理解するうえでもっとも重要であると考え、積極的に間主観の世界を取り上げることこそ人間科学の発展に寄与するものだと主張してきました（小林・西、二〇一五）。そこで考えなければならないのは、間主観の世界での体験を取り上げるうえで妨げとなる要因です。感性教育はそのことを明らかにしようとして試みたものですが、第3章で述べたようにいくつかの要因がわかってきました。

では本来の感性を取り戻すにはどうすればよいのでしょうか。

手始めに「感性」と「理性」の関係について考えてみましょう。

2　感性とは何か

広辞苑第六版（二〇〇八）によれば、「感性（英）sensibility（独）Sinnlichkeit」は、以下のように定義されます。①外界の刺激に応じて感覚・知覚を生ずる感覚器官の感受性。②感覚によって呼び起こされ、それに支配される体験。したがって、感覚に伴う感情や衝動・欲望をも含む。③理性によって制御さるべき感覚的欲求[*1]。①は生物学的観点から、②は心理学的観点から概念規定したものといえますが、③は感性と理性の関係をよく表していま

＊1　広辞苑第五版では「欲望」となっていましたが、第六版で「欲求」と変更されています。

す。感性は理性によって制御すべきものとして、否定的な意味合いが込められているからです。それは「感性」を「(感覚的)欲求」と表現されていることからもわかります。私は「欲求」という言葉は用いず、それに代わって「情動」をこれまで用いてきました。情動は原初的には快／不快に始まり、次第に細やかに分化し、のちの人間らしい喜怒哀楽へとつながっていきます。ここで私は「情動」は、喜怒哀楽という感情へと分化を遂げる前段階としてのより生物学的な意味合いを込めたものとして用いています。

感性は理性と対をなす用語ですが、それは単に「(何かを) 感じる」ことに留まりません。一般に私たちが何かを感じるという精神機能は知覚と称されますが、知覚という現象は通常「～として知覚する」という体験様式をとります。そこには理性の働きが必ずといってよいほどつきまとっています。感性は、感覚や感覚に伴う感情や衝動・欲望によって呼び起こされる体験です。このようにみていくと、私がこれまで知覚体験として論じてきたものは、感性とほぼ類似した概念とみなすことができます。

ここに感性の果たす重要な役割を見て取ることが必要です。人間にとって自分の意思で思うようにならない、まぎれもない自分自身の体験として受け止める必要があるということです。まずは感性による体験を自らの身に引き受けたのちに、それを理性によって制御することで人間らしくふるまう。そういうものとして人間は存在していると考えることができます。したがって、感性による体験をあるがままに受け止めたうえで、それを自らの意思で制御することが求められるのです。

3　感性と理性のあいだにあるもの

すでに第1章「I　4　人間は価値判断に基づいて行動する」で述べたように、情動次元の知覚体験は、情動的価値判断を担い、それは発生学的にみると、動物としての生存本能欲求の働きとして機能しているものです。つまり、自分がなんらかの危険を知らせる刺激を知覚した際に（危機的状況に置かれたならば）、自分の身を守るために真っ先に機能するものです。そのためこのプロセスの性質として、反応速度はきわめて高い。しかし、その対象刺激が何かを認識するという知覚の精度は逆にきわめて粗い。つまり大雑把です。対象を明確に「～として知覚する」ことはできません。

日常生活で通常機能しているのは、理性的価値判断に基づく知覚体験です。それゆえ明確に対象を認識することができ、それに基づいた合理的行動を選択することが可能になります。ただし、この理性的価値判断の性質は、速度が低く、知覚精度は緻密です。

ここで問題として考えなければならないのは、この性質を異にする二つの価値判断のプロセスにさまざまな要因が介在してその遂行を歪めたり、困難にしたりすることが起こるということです。

Ⅱ　感性の働きを阻むもの

1　主観的体験は非科学的だとするとらわれ

感性の働きを阻む要因として最初に取り上げなければならないのは、人間科学の世界でもいまだに自然科学に倣って「客観性」を重んじる風潮が強いことです。

自然科学によってもたらされた近代科学の実証主義は、仮説を立て、実験を繰り返すことによって、仮説（＝

主観）を確かめる（客観に近づく）という方法です。

人間科学においてもエヴィデンス（根拠）が重視されるようになると、心理臨床の世界で自然科学に倣った実証主義の方法が安易に導入されるようになりました。

実際に経験した者であれば自ずから明らかだと思われるのですが、生身の人間（ここでは治療者）が同じく生身の人間（ここでは患者）を相手にした面接を生業とする心理臨床では、治療者がどのような人間でどのように関わるか、その質こそ面接の内実を規定する大きな要因です。それゆえ、自然科学のように観察者（治療者）は黒子のような存在で誰であっても同じだと考えることはできません。それにもかかわらず、いまだに客観性を重んじるために治療者自身の関与の質を問題としない研究がまかり通っています。

私が心理臨床で「客観」を脱し、「主観」の重要性を揺るぎないものとして主張できるようになったのは、フッサール現象学からの学びによってでした。

近代哲学の根本問題であり続けた「認識問題」の中心にある「主観と客観」ないし「認識と対象」の問題に挑戦したフッサールは、その謎を解き明かしたのです。その要点は以下の通りです（小林、二〇一五b）。

「認識は、認識する主観の認識である」、「認識には、認識される客観が対立する」。そうであれば「認識は、認識された客観と認識自身との一致を確かめうるか」という問題が浮上します。ある対象を認識する際に、その対象そのもの（客観）と認識された対象（主観）が同じかどうかをどうすれば確かめうるかという問題です。主観（本人）によるその対象の認識が、対象そのものと同じかどうかを確かめるためには、確かめる主体が主観の外に出なくてはなりませんが、それは不可能です。よって、「論理的に考える限り、人間は原理的にその一致を確かめることはできない」ことになり、〈主観-客観〉図式に孕まれた矛盾を解き明かす必要性に迫られたのです。

〈主観−客観〉という前提から出発する限り、私たちは論理的には必ず極端な「決定論」か、それとも極端な「不可知論」かのどちらかに行きつくことになるからです。

フッサールはそうならないために発想の転換を行いました。なぜなら人間はただ〈主観〉の「内側」だけから「正しさ」の根拠をつかみとっているからです。したがって、問題はその原理を〈主観〉の内側に内在させていることを明らかにすることになります。

一般に私たちが「客観」と称しているものの内実は、これが現実であることは「疑いえない」と確信をもつことだからです。したがって、私たちにとって主題として考えなくてはならないのは、そのような確信がどのようにして生じるのかという〈主観〉のなかでの確信の条件を突きつめることです。

すると、私たちに与えられた課題が浮かび上がってきます。「疑いえない」という確信をもつに至るエヴィデンスを人間科学において独自に生み出すことが必要になります。そこで私は『人間科学におけるエヴィデンスとは何か』（新曜社）を編んで人間科学におけるエヴィデンスのあり方を論じたのです。

このような思索を経て、私は心理臨床における面接での治療者の主観（的体験）こそ、治療の核心につながるものだという思いを強く抱くようになりました。それが本書につながっています。

2　アンビヴァレンスという情動不安に対するさまざまな対処法

冒頭でも述べましたが、今回感性教育を試みるようになった強い動機は、アンビヴァレンスという独特な心理を感じ取ることが、なぜ多くの人たちには困難なのかを明らかにすることでした。

そこで私が改めて気づかされたのは、アンビヴァレンスという屈折した「甘え」体験は誰もが大なり小なり味わってきたにもかかわらず、そのことに無自覚である、あるいは意識化することができないということが起こりうるのには、それなりの理由があるということでした。それが第3章「Ⅱ　対話の過程から明らかになったこと」と「Ⅲ　自分のものの見方の起源に対する洞察」で述べた事柄ですが、改めて全体を見渡すとじつに興味深いことに気づきます。それは臨床家（を志す者たち）自身も、自らに立ち上がるアンビヴァレンスという情動不安を体験すると、なんらかの手段でそれに対処しようと試みていることです。

そこで振り返ってほしいのですが、私は第1章「Ⅲ　1　アンビヴァレンスの対処法が適応的か否かがこころの健康の鍵を握る」ことを述べました。こころを病む人たちは、自らのアンビヴァレンスの出処に気づかず、それに振り回されながら、不安への対処を試み、それが症状として臨床の場で問題化しています。したがって臨床家はそのことへの気づきを促すことが求められます。

しかし、臨床家にそれが可能になるためには、まずもって臨床家自身が自らのアンビヴァレンスの対処法に気づかなければなりません。私が感性教育で臨床家をめざす学生たちに自己洞察を求めたのはそのためです。自己洞察によって初めて臨床家も自らの体験を通して、患者のアンビヴァレンスの対処法に対する気づきが生まれるからです。

では、私たち臨床家が陥りやすいアンビヴァレンスへの対処法にはどのようなものがあるかを、ここで振り返ってみましょう。

（1）情動不安に圧倒されて、観察者としての態度を保てない

ビデオ供覧によって母子間に流れているアンビヴァレンスの独特な空気は、臨床家自らの潜在化していたアン

ビヴァレンスを賦活化し、ときに強い情動不安を引き起こすことがあります。するとそれに圧倒され、本来であれば観察している母子間に流れている情動の質を感じ取ることが求められているにもかかわらず、自ら感じている情動不安が、観察対象由来のものか、それとも観察者由来のものか、区別がつかなくなります。これでは患者のアンビヴァレンスという情動不安を感じ取ることはできません。

（2）情動不安に向き合うことを回避し、抽象度の高い専門用語で説明する

アンビヴァレンスというただでさえつかみがたい情動の動きは、誰であれどのように把握したらよいか困惑するものです。不快な情動の変化ですし、それを言葉にすることも容易ではないからです。そんな困惑した状態にあるとき、抽象度の高い専門用語を用いて説明することは少なくありません。そうすることによってわかった気になり、その困惑から抜け出すことができるからです。防衛機制としての知性化ないし合理化といってよいものです。結果的に、生で感じた体験に自らふたをすることになります。

（3）部分的な行動観察にとらわれ、全体の流れがつかめない

行動観察に徹するという態度は、臨床家にはとっつきやすいものです。なぜなら、言葉にしづらい情動の動きに向き合わずに済みますし、自ら情動不安にさらされることも回避することができるからです。主観を交えず行動観察に徹することの重要性を学んできた人たちにとってはなおさらです。

しかし、詳細に行動観察を行えば行うほど、全体の流れをつかみ損ね、一体全体目の前の母子関係に何が起こっているかがわからなくなるものです。

したがって、臨床家のなかで、情動を感じることを回避し、行動観察に傾斜しやすい方は、なぜそうなのかを一度内省してみることも必要でしょう。

Ⅲ 感性を磨く

1 こころは細部に宿る――こころはからだを通してみえてくる

「こころ」のありようは必ず「からだ」の変化を通してなんらかのかたちで立ち現れるものです。私たちが「こころ」を実感するのはどんなときかと考えてみると、じつは「からだ」の変化を強く感じ取ったときだということから、そのことを実感することができます。

確かに人のこころのなかは相手には見えません、だから相手がこころのなかで何を考えているか、何を思っているか、それ自体はわかりません。しかし、私が指摘したいのは、そのようなことではありません。本人も日頃気づかない「こころ」のありよう、つまりいかに考えているか、いかに思っているかが「からだ」を通して表に現れるのです。それこそ患者のこころの問題を理解しようとしたとき、とても大切な手がかりとなります。

具体例を示します。大学の学生相談での経験です。

卒業論文がうまくできないという悩みを抱えていながら、学生相談に来ても、カウンセリングを受けても仕方ないとの思いが強く、なかなか治療関係が生まれにくい男子学生がいました。私はカウンセラーからの相談で一回だけお会いしました。

私がすぐに気づいたのは、私から随分と距離をとって椅子に座ったことでした。

さらには話し始めると、彼の語り口調は独特なものでした。喉に強い緊張が感じられ、絞り出すようにして声を出していたのです。

一回のみの面接でしたので、私はほとんど治療的な働きかけをせず、主に彼の気持ちを理解するように心がけました。

私がときおり質問したり感じたりしたことを述べると、彼はすぐさま私の言葉尻を捉えて反論するように応じていました。

最後まで彼の緊張が解けることがありませんでした。

そこで私は面接を終える際に一言たずねました。

「今日の面接はどのように感じましたか」と。

すると彼は、

「言質《げんち》をとられるようで嫌だった」

「揚げ足をとられているような感じだった」

と述べたのです。

私こそ揚げ足をとられるような感じを抱いていたのですが、彼も同じように感じていたことがわかりました。

＊　＊　＊

彼は終始私に対して強い警戒心をもっていました。彼の私に対する構え方を通して私はそれを実感することができました。彼が私から随分と不自然なほど距離をとって座ったこと、彼が喉を強く締めて絞り出すように声を出していたこと、私が何か述べるとすぐに言葉尻を捉えて反論していたことなどによります。

ここで私のなかに生じた変化を振り返ると、彼の身体の動きや変化を私自身が自らの身体の変化を通して感じ取り、かつそれがどのような気持ちを意味するかを私自身の体験を振り返る（内省する）ことによって理解しようとしていたことがわかります。自分のからだの変化をこころの動きとして自らに問いかけてわかったのです。

2　からだの動きを演じることでこころの動きを体感できる

母子観察の際に、私は学生に、登場人物になって具体的にその様子を自分で演技してみる、あるいは声色を模倣するように勧めています。残念ながら恥ずかしがってやろうとしない学生も多いのですが、大学院生だとさほど抵抗を示さずに演じます。すると、そのときの子どもや母親の気持ちが手にとるように実感できたとほとんどの学生は語ります。なぜかというと、その人の動作を模倣してみると、身体の動きとともに情動も揺さぶられ、その人のこころの動きが容易に実感できるからです。これは同一化の問題そのもので、「甘え」と不可分な関係にあるのです。

3　「勘」を働かせてコンテクストを読み取る

土居（一九八六）は論文「勘と勘繰りと妄想」で「勘」について以下のように述べています。

「勘」は、「何か予想しない変化に遭遇した際、その背後に何があるかを探知しようとして起きるこころの働き」[*2]（三五七頁）を意味し、その背後にあるものに対して、それを「成立させている隠れたコンテクストを探り当てること」（三五七頁）が「勘を働かす」ことだと説明しています。この「コンテクストなるものはコミュニケーションの内容を決定する重要な枠組である」（三五九頁）ことから、「コンテクストを探り当てる勘がコミュニケーションを成立させる条件である」といえます。

ここで土居が述べていることは、私が「感性」として表現したいこととほぼ同義だということに気づかされます。そして、勘を働かせてつかもうとするのは、アンビヴァレンスというデリケートな情動の動きであることを考えると、土居が「勘」というこころの働きの重要性に着目したのも頷ける話です。

しかし、勘を働かせることは誰にとっても容易でないのは、その場で「いつどのようなコンテクストが選ばれるかには無限の可能性がある」（三五九頁）ためです。「したがってそのつど選ばれたコンテクストに照準を合わせることができる点に勘の良さが現れる」（三五九頁）のです。コンテクスト（文脈）は当事者の関係の内実そのものに規定されているゆえに、コンテクストを探り当てるのは誰にとっても容易なことではないのです。

私が「関係をみる」際に当事者間で立ち上がる雰囲気、空気、距離感などを感じ取ることがもっとも大切だと述べている理由は、そのことによってコンテクストを探り当てることができるからです。

4　自らの幼少期体験に向き合う

幼少期に屈折した「甘え」体験をもつこころ病む人たちに臨床家が向き合うためには、臨床家自ら自分の幼少期体験と向き合うことが求められます。それなくしては、こころ病む人の幼少期体験を臨床家自ら実感をもって

＊2　「勘繰り」論文の引用箇所の頁数を示していますが、ここでの引用は土居（一九九四）に依っています。

共感し、ともに語り合うことなどできやしないからです。

この感性教育で私がもっとも感銘を受けて確かな手応えとして受け止めたのは、このことです。アンビヴァレントな心理を孕む親子関係を（実際にではなくビデオで！）観察しても、私たちは自らの内面にアンビヴァレントな心理が共振することを実感します。それが治療において相手を理解するうえでもっとも重要な手がかりとなります。そのためには、自らの内面に立ち上がるさまざまな情動の動きから目をそらしてはいけないことはよくおわかりでしょう。そのようになるためには、臨床家が自らの幼少期体験に向き合うことが求められるのです。

ある学生の感性教育の体験談をここで紹介しましょう。

「自分と向き合うこと」　D3子（大学院一年）

私はこの講義を受けて、自分と向き合う作業をすること、その大切さを感じた。自分と向き合い、自分を見つめ、気づくということは、今までみないようにしていた自分の嫌な部分もみなければならない辛い作業であり、それは私にとって感じたことを言葉にして表現するということであった。

講義のなかで「君の言葉は抽象的だ」「具体的には」と問われることで、自分の意見を否定され、他人と比べられる怖さから、知らず知らずのうちに抽象的な言葉でぼかして真意をわからないように話している自分に気づいた。それは日常生活にもいえることで、私が日々の会話のなかで悩んでいたこととまるっきり同じであった。

具体的に自分の言葉で自分の感じたままに話すことを意識しながらやったのは初めてで、とても苦しかったが、二日目の講義でするすると言葉が出てくる感覚に〝自分もこんなふうに話すことができるんだ〟と思うことができたのは大きな変化であった。

自分のこころが自由になり、自分の情動に気づき、それを言葉にして表現することで、事例の映像から親子の間に流れる独特な関係を感じ取ることができるようになっていった。そしてこれこそが〝感性を磨く〟ということだと実感した。

臨床心理の講義では、学部のときから「自分を知ることが大切。カウンセリングをし、相手を理解するためには自分を知らなくてはいけない」ということを何度も教えられ、検査をとったりして「自分はこういう性格傾向だ」「自分はこういう人間だ」とわかった気でいた。しかしこの講義のなかで、自分のみたくない部分（人に本心を伝えることを避けてきた自分）と向き合わされて初めて、本当の意味で自分を知るということは検査の結果だけでわかるようなものでないということを感じ、打ちのめされたような衝撃があった。それは目に見える症状だけでなんでもかんでも○○障碍と診断し理解した気でいることと同じであった。

二日目にこのようなことを感じ、こころを自由にできたと感じていたが、三日目にそんなに簡単なものではないことを痛感させられた。それは、四歳〇カ月の子どもと母親を見たときに[*3]、自分が震えや動悸を感じるほど緊張していたのを感じながら、この親子について涙ぐみながら話したことから始まった。

最初は緊張のせいだと思っていたが、気持ちを言葉にした途端に涙があふれて止まらなくなってしまった。このとき私は素直に感じていたことをありのまま話すことができたように思う。そして涙と同時にこの事例の母親に恐怖を感じている自分に気づいた。

最後に（新奇場面法〈以下ＳＳＰ〉の終了後、父親が部屋に入ってきて子どもに近づいたとき）子どもが「助けて」

＊3　『「関係」からみる乳幼児期の自閉症スペクトラム』事例42（小林、二〇一四、二〇〇―二〇五頁）。

とつぶやいたのが間違いでないと気づいたとき、そのことを確信した。しかし自分がなぜそれほどまでにこの親子から恐怖を感じ取ったのか、すぐには理解できなかった。確かに母親の子どもに接する態度は怖かったが、泣くほどの怖さかと言われると、自分でも腑に落ちなかった。時間がたってから私は幼少期の母との出来事をいくつか思い出した。

一つは自分がおくるみにくるまれていた思い出である。母が「あなたは初めての子どもで、私（母）は神経質に育てすぎて、おくるみを何重にも巻いてあなたをおぶっていた」という話をしていたのを思い出した。それと同時に、おくるみにくるまれて暖かかったとか心地よかったとかよりも、まず先に「身動きのとれない不快感」「母の神経質な愛情への恐怖」を感じたことを思い出した。

もう一つ思い出したのは、私が中学校に行けなくなった時期のある日、学校に行きたくなくて押し入れに隠れた私を泣き叫んで探す母に恐怖を感じ、母の前に出て行くと痛いくらいに抱きしめられ、母の「愛」よりも「恐怖」を感じたことである。そして無意識のうちにこの事例の男の子と自分を重ね、このような体験を思い出したから、ここまで感情が揺さぶられたのだろうと思った。

そのことに気づいたので解決したと思ったが、それからの講義は最後までうまくいかなかった。事例を見てもタイトルが浮かばず、上滑りの言葉だけが出ていた。三十秒のコメントも、言いたいことが言えずに、他の学生が自分の思いをするすると言葉にするのが余計に悔しくもやもやして終了した。

おそらく、この事例の親子を見て、言葉にしてしまったことで思い出したくない過去を想起させられ、情動が大きく揺さぶられたため、自分の本心を話したらまた大きく揺れ動いてこころが崩壊するのではないかという恐怖が生まれ、こころを閉ざしてしまったのだと思う。このことから、私の自己防衛の手段が根深くからだに残っていることを教えられたと同時に、そうした自分に気づき、言葉にし、崩すことの難しさを強く感じた。

しかし、小林先生の著書にも述べられているように、臨床家としてもっとも求められるのは、その時々で変化するクライアントの情動を捉え、それを自分の言葉で返していくことである。そのためには、自分自身の情動を捉えることが大切である。これからも自分の感情が揺さぶられるようなクライアントと出会うことがあるだろう。そのなかで自分に正直に、自由なこころでいられるよう、日々感性を磨いていきたいと感じた。

この三日間の講義は精神的にも肉体的にも辛かったが、大変密度が濃く、ここで得たものは臨床家をめざす者としても、一個人としても大きかった。自分を成長させるきっかけを与えていただいた時間であった。

＊＊＊

当初、私はD_3子さんの発言がとても抽象的で、具体性に欠ける点がとても気になっていました。そこでそのことを取り上げながら、D_3子さんの思いがより具体的に浮かび上がるように対話を深めていきました。するとD_3子さんは「自分の意見を否定され、他人と比べられる怖さから、知らず知らずのうちに抽象的な言葉でぼかして真意をわからないように話している自分に気づいた」のです。さらに「それは日常生活にもいえることで、私が日々の会話のなかで悩んでいたこととまるっきり同じであった」とも言います。なんとD_3子さんは「具体的に自分の言葉で自分の感じたままに話すことを意識しながらやったのは初めてで」、そのため「とても苦しかった」と言います。

このことは大変な驚きですが、これはD_3子さんだけの問題ではありません。今の教育が、いかに知識を問い、正解を導き出すことに精を出し、その一方で、自分自身の内面に語りかけながら思いを自由に語り合うということをないがしろにしているかをD_3子さんの気づきは示しています。今日の教育がいかに自分自身の内面を磨くうえで弊害となっているか、深刻に考えなければなりません。臨床家になるうえで避けて通ることのできない問題であることは、疑う余地もありません。

D_3子さんが対話を通して、「自分のこころが自由になり、自分の情動に気づき、それを言葉にして表現することで、事例の映像から親子の間に流れる独特な関係を感じ取ることができるようになっていった。そしてこれこそが〝感性を磨く〟ということだと実感した」との気づきを獲得できたことは、この感性教育の最大の成果だといえるでしょう。

5　感性と理性の往還運動を支えるものとしてのメタファ

こころの臨床で私がもっとも大切なものとしていつも心がけているのは、患者の気持ち、とりわけつかみがたいこころの動きをなんらかの言葉で映し返し、患者自身に気づきを促すことです。こころを病む人の最大の不安は、今自分に起こっている情動不安がいかなるものかわからず、それに圧倒されていることに端を発しているからです。さらに、そのことにさえ患者は自ら気づくことが困難なのです。そこで私は、患者の情動不安がどのようなかたちで表に現れているかを私なりの言葉で映し返してあげるのです。そのことによって、それまで患者には目に見えず、かたちとして捉えることのできなかった情動不安になんらかのかたちを与えることができるのです。

人間はかたちなき変化にもっとも恐れを抱くものです。それは火急の判断のなせる技で、情動的価値判断によるものです。それを理性的価値判断の次元にもっていくための手助けを患者は必要としています。

このような治療的手立てを可能にするためには、患者の情動の動きを臨床家が自らの感性によって感じ取ることがまず何よりも求められます。それゆえ、日頃から自らの感性によって感じ取ったことをなんらかの言葉で表現する技を磨くことが大切になります。これこそまさに感性と理性の往還運動です。

いまだ言葉にならないけれど感じていることを言葉にするには、何かに喩えるしか術はありません。いわゆるメタファ（隠喩）による表現です。それは一見相違する二つの事柄になんらかの共通性を見出す力です。メタファを解するこころを鍛えることが精神療法家には求められると土居健郎が述べている[*4]のは、このような理由に依っています。

以上のことからわかるように、優れた感性に裏打ちされて初めて理性もまっとうに機能するということがいえますし、その逆もいえると思うのです。

6　専門用語は一度脇に置いて具体的な事象に立ち返る

臨床家のなかには、患者に専門知識をもって解説することをよかれと思って積極的に行う人がいます。このような診断と治療（?）は、患者の知性化を強めることに貢献することはあっても、患者の根源的な不安に対して望ましい治療的作用をもたらしません。

臨床家が現実に仕事をするうえで専門知識が大きな力を発揮することもあるでしょう。しかし、それが果たして患者自身のためになるのか、臨床家自身の力づけになっているだけではないか、知識を患者に説明することは患者自身の理屈づけの役に立っているだけではないか、つねに振り返ってみることが大切です。

＊4　『あまのじゃくと精神療法』第2章「メタファと精神療法」（小林、二〇一五a、二四―四七頁）に詳しい。

端的な例はいくらでもあげられますが、昨今はやりの発達障碍診断が典型的です。臨床家の間でなんでもかでも「アスペ（ルガー障碍）」とよぶ風潮がいつの間にか患者自身にまで波及し、「自分はアスペだ」などと自分から言いだすまでになっています。ここに専門用語の普及の怖さを私は感じるのです。

専門用語は臨床家の武器になることはあっても、患者のためには「百害あって一利なし」です。武器の使い方を間違えれば、相手を傷つけることになります。専門用語は一度脇に置いて、つねに具体的な事象に立ち返る、そんな勇気をもち続けることが臨床家には求められているのです。

7　感性教育と教育分析、そして精神療法

以上、感性を磨くためにはどうすればよいか考えてきましたが、このことは私が日常行っている精神療法の面接過程での作業とまったく同質のものであることに気づかされます。具体的には、以下のようになります。

甘えのアンビヴァレンスが〈患者-治療者〉関係において、その対処法とともに、その背後に動いていることを察知する。そしてそれを「今、ここで」具体的に取り上げることによって、患者の気づきを促す。ついで治療者は一緒にその意味を考えるという共同作業を行う。すると患者は、自らの幼少期に情動不安として体験した甘えのアンビヴァレンスと今の自分のこころの動きが同質（同型）のものであることに気づき、幼少期の体験を具体的にごく自然に想起するようになる。この作業のプロセスを通して過去から現在に連なる自分の同一性を発見し、アンビヴァレンスへの具体的な対処法を考えていく道が切り拓かれていく。

これが私の考える精神療法の要諦です。したがって、私がこの感性教育において対話を深めるように努めたことは、精神療法で行っている作業とまったく同質のものであるということになるのです。図らずも私は感性教育を通して精神療法を行っていたことになります。そこで学生たちは当事者として精神療法過程を体験したということです。そこにこそ感性教育の最大の目標があると言ってよいでしょう。

以上のように考えていくと、私が試みている感性教育は精神分析家になるための訓練として行われている教育分析と同質のものであることに気づかされます。臨床家になるためにまず求められているのは自己洞察であるということです。その意味で、感性教育はなかなかに厳しいものを臨床家に要請していることになります。しかし、こころの病で苦しんでいる人たちの潜在化した情動不安を考えれば、臨床家が自己洞察を避けている限り、彼らの苦しみの核心に触れることはできません。私たち臨床家の仕事とはそれほど厳しいものなのです。

Ⅳ　面接で感性をいかに生かすか――具体例から

最後に、私が面接の〈患者-治療者〉関係において「感じ取る」ことを取り上げることがいかに治療的転機となったかを、二つの具体例を取り上げながら解説します。[*5]

＊5　ここに取り上げた事例のほかに、『あまのじゃくと精神療法』（小林、二〇一五a）と『発達障碍の精神療法』（小林、二〇一六）には多数の事例が記載されています。

1 萎縮する子どもと母親の幼少期体験

●男児 九歳一カ月(小学三年)とその母親

(第一回) 小学三年のやや小柄で可愛い少年です。礼儀正しく挨拶をして椅子に座りました。母親は少し離れた位置に座りました。母親の心配は、子どもが絵を描くことに熱中して、母親が語りかけても返事をしない、電話でも要領を得ない応答をすることがある、といったものでした。どこかおかしい、アスペルガー障碍ではないかとの相談でした。

父親は十年ほど前から海外赴任していて、家族もまもなくそちらで同居し始めていますが、年に数回実家に戻っていて、その機会に今回受診したものです。両親とも高学歴で理知的な印象を与えますし、子どもも同じ印象です。母親の話と子どもの第一印象からアスペルガー障碍と診断されるのではないかと思わせる事例でした。

最初、私は子どもと一対一で話そうかと思いつつ、どなたから話を聞きましょうか、と母親に意向を伺いました。すると母親は自分から話したいと希望を述べましたので、私はそれに応じました。ただし、母子同席で始めました。子どもはおとなしく椅子に座っていました。まもなく彼は椅子に座ったまま両足をぶらぶらし始めました。すると、母親は黙ったまま左手を伸ばして彼の足に触れて制止しました。私はそれを黙って見ていましたが、それは日頃の母親のしつけを彷彿とさせるものでした。子どものちょっとした仕草も気になる様子だったからです。

母親は子どもの心配事について事細かく話し始めましたが、私は子どもが退屈であろうと思い、紙と鉛筆を手渡し、自由に描くように勧めました。というのも母親が子どもの描画の才能を高く評価していたからです。すると、彼は何を描いたらよいか、少し戸惑いを見せたので、私は「君が一番好きなものを描いてみたら」と促しました。

私はときおり彼の絵を見ながら母親の話を聞いていました。彼の絵は想像していたほどには緻密でなく、むしろ私は安堵しました。

私は母親の話を詳しく丁寧に聞いていきました。次第に母親の話は熱を帯びてくるのがわかりました。すると驚いたことに、子どもは黙ったまま、さりげなく部屋を出て行ったのです。それに気づいた私は、彼が退屈したからというよりも、自分が話題になっていることに耐えがたくなったためだと気づき、黙って彼の行動を見守ることにしました。母親もそれには何も反応せず、話し続けていました。そのときの母親は、先ほど彼がぶらぶら動かす足をすぐに制止したときとは明らかに異なった印象を受けました。ここでも母親は子どもに椅子に座っているように促すのではと予想していたからです。母親は自分の話を聞いてもらいたいという思いのほうが強かったからだろうと推測しました。それまで、彼はおとなしく黙って絵を描き続けていましたが、さほど熱中しているようには感じられませんでした。それどころか、ほとんど口も開かず、おとなしくしているところに私は強い違和感を抱いていました。こうした一連の母子交流の様子を見て、私は母親に「今日、面接で拝見した感想を率直に申し上げます。お子さんはどこかかしこまっていて、お利口さんにしていますが、精神的に随分と萎縮していますよね」と指摘しました。

すると母親はそのことにすぐに気づいて、というよりもなんとなく日頃からそのことを感じていたのであろうと思わせる反応を見せ、「自分でもそうではないかと思っていました」といたく納得したように応じたのです。そして驚いたことに（というか、私には予想できた反応なのですが）、これまでの自分（母親自身）の生い立ちをめぐる話へと一気に流れが変わってしまったのです。そして母親はついに涙を流すまでになりました。こうして初回面接の後半は、母親自身の生い立ちへと話題が移っていきました。

＊＊＊

ここで私は母親との面接で感じたことのみを取り上げたわけではありません。母親と子ども、母親と私、子どもと私、それぞれの関係において、なんとも言いがたい不安と緊張が流れていることを私は感じ取っていました。そしてそれに対して子どもがいかなる反応を示しているかをさりげなく観察していました。すると子どもは回避的な態度をとることで対処していることがわかりました。そこに私は母子双方に強いアンビヴァレンスがうごめいていることを確かなものしてつかむことができました。ついで、このことをいかに表現すれば母親に素直に受け止めてもらうことができるかを考えて「お子さんはどこかかしこまっていて、お利口さんにしていますが、精神的に随分と萎縮していますよね」と述べています。その後の母親の反応から、私の指摘は、母親と子どもの間にどのような情動が立ち上がっているかを考えるうえで的を射たものだったことがわかります。

（第２回）　一週間後に冒頭で私は母親に前回の面接の感想をたずねました。するとつぎのように、今の自分の思いを率直に語ってくれたのです。

「（面接を受けていて）怖かった。先生に見透かされているようだった。でも『ばれちゃった』という思いもしてすごく安心しました。とくに先生に『こうして話していくと、よい方向に変わっていきますよ』と言ってもらったので、安心しました」「逃亡生活を送っていた犯罪者が逮捕されたときに、『捕まりたかった』という話をよく聞きますが、私も（自分の思いに触れられると）怖いと思っていたけど、その一方で（そうではないかと）確認したい気持ちもあったと思います」「いつも母としてよくありたいと思っていたけど、現実はそうではないよね、と誰かに言ってほしかった。だからほっとした」

さらに、自分が幼稚園時代に（自分の）母親によく言われていたことを思い出しました。「『あなたの言っていることの意味がわからない。お母さんはあなたほど賢くないからわからない』と言われていた。だから私は母親に何も言えなくなった」というのです。そして、「でも父親に話すと驚くほどよくわかってくれて、『お前の言いたいことはこういうことだよね』と話してくれた」「だから母親の前では失敗してはいけない。何か言ってもどういう返事が母親から返ってくるかわかっているから。何も言わなかった」「七歳の娘が当時の自分（六歳頃）とそっくりだ。私が台所仕事をしていると、前後の脈絡もなく急に話しかけてくる。私はそれを聞いてもすぐにわからず、戸惑ってしまう。自分も幼児期同じようなことをしていたと思う」と内省的に語るのでした。

「わずか一週間で、息子は目に見えて変わった。私との約束事を忘れていたのでそれを指摘すると、以前だったらすぐに反撥していたのに、この前は、『そうだったね』と気づいて、すぐに自分から実行した」

私は母親の語り口調が自分の言いたいことを一方的に話しかけてくる印象が強かったので、そこに私は母親自身の自分の話を聞いてほしいという承認欲求の強さを感じ取り、それは、母親自身が自分を認めてほしいという幼少期から実母に対していつも抱いていた思いが反映されていることを見て取っていました。そこで私は母親に、彼の変化がなぜ起こったのかを考えてもらおうとつぎのような質問をしました。

「お母さんの話し方をお子さんは聞いていて、どのように感じているのでしょうかね」

すると母親は素直に、「何も話さなくなる。話したくなくなる」と述べました。

そこで私は「そうですよね。だからお子さんは馬耳東風で聞き流そうとしているんでしょうね。お母さんの相談事の内容はそんなふうに理解できませんかね」と説明しました。

母親はいたく納得するとともに、自分の幼少期の姿と、今の息子の姿を重ねて理解することができたのです。

＊　＊　＊

ここで注目したいのは、母親のつぎの語りです。

「怖かった。先生に見透かされているようだった。でも『ばれちゃった』という思いもしてすごく安心しました」

土居健郎は精神療法を「隠れん坊」というメタファを用いて表現していますが、ここに示されている母親の心理は、まさにこの「隠れん坊」そのものを示していることに気づかされます。内心どこかで自分の母親との関係にまつわる不安を抱えながらも、それを表には出さず、息子の様子が心配だとの訴えを述べています。私は息子のことのみを取り上げることをせず、息子と母親の「関係をみる」ことによって、両者間で立ち上がる空気を感じたままに述べています。すると、親子間に流れる空気感が、過去の自分の親との関係に立ち上がっていたものと同質のものであったことが母親の語りから明らかにされたのです。

（第3回）　その一週間後です。母親は「息子が私にさかんにハグ（抱きつき）するようになりました」、さらに「自分から積極的に行動するようになった。電話の応答も以前の紋切り型の対応ではなく、自分の思っていることまで話すようになった」と嬉しそうに報告したのです。

そして母親自身も大きく変わりました。ゆったりと話をするようになりました。さらに張り詰めていた緊張感が緩み、ある種の虚脱感を思わせ、肩の力が抜けてゆったりとした印象を受けました。そのことを指摘すると大きく頷き「いつでも眠ってしまいそうなほどです」と嬉しそうに語るのでした。

＊　＊　＊

初回の面接で母子間のアンビヴァレンスを取り上げたことにより、母親の不安と警戒心は緩んだからでしょう。母子間にうごめいていたアンビヴァレンスは緩和し、その結果、母子関係が劇的に好転していることがわかります。なぜなら「甘えたくても甘えられなかった」子どもが母親にストレートな「甘え」を示すようになっているからです。

〈第4回〉 前回夫同伴での受診を勧めたのを受けて夫婦で来院。この間の面接経過を夫に説明しましたが、夫婦ともども納得した表情を見せながら聞いていました。最後に私は「親子三人のこれからが楽しみですね」と伝え、家族は再び海外生活に戻ることから、治療は本日で終結としました。

＊＊＊

「関係をみる」ことによって三世代間の関係病理が明らかになるとともに、関係は修復され、その結果として子どもにも顕著な変化が起こったことがお分かりになったでしょう。すなわち、私が「関係をみる」ことで「感じ取った」ことは、けっして母親と子ども、母親と私、子どもと私の間のみに立ち上がっていたものではなく、母親自身の幼少期の実母との関係においても立ち上がっていたのです。

以上からわかるように、〈母-子〉関係、そして患者と治療者との間で立ち上がっている雰囲気（空気）を感じ取り、それを取り上げることで、劇的な治療的展開が起こるのです。

2　相手に過度に同調する女性にみる「あまのじゃく」心性

●女性　四十歳代前半

最初は息子（小学三年）の多動の相談で会った女性ですが、しばらくしてうつ状態となったため、私が本格的に治療を担当することになりました。専業主婦ですが、調子のよいときにはパート勤務をすることもありました。かなりの長期間、抗うつ剤を処方しながら経過を観察していましたが、あまり改善の兆候が見られません。そのため、私も薬物療法中心では改善が見込めないとの判断から、本格的に精神療法（一、二週間に一回、三十分程度）を開始しました。

面接で少しずつ幼少期の体験が語られるようになりました。それによると、DVを思わせるような暴力を振るう実父と、彼の言うままにおとなしく従う実母との間で、いつもびくびくしながら生活を送っていたことがわかってきました。そんな話を聞きながら、ときおり私が感想や意見を差し挟むと、彼女は間髪入れずに頷いて「そうです」と肯定的な応答を繰り返していました。私はそこに彼女が過度に相手に同調しすぎるところを感じ取って、そのことを取り上げ、つぎのように語りかけました。

「私が感じたこと、考えたことを語りかけると、すぐに『はい！』とか『そうです！』と間髪入れずに応答されますね。多くの方は、私が何か語りかけると、私の話を一度受け止め、反芻し、少し考えて、ひと呼吸置いて応答するものですが、そうではないのはどうしてでしょうかね」

彼女が自分の考えを押し殺し、相手の話にあまりにも同調しすぎるところがとても気になったからです。

＊　＊　＊

これまで母子ユニット〈以下ＭＩＵ〉で、好きな遊びをしていた子どもを母親がそれと関係のない他の遊びに誘うと、まったく嫌がることなく黙ったままそれに従うという過度に従順な態度を子どもがとる様を私は少なからず見てきました。この〈患者-治療者〉関係でも、そのような子どもと同じ態度を彼女にも感じ取りました。それこそが彼女の強いアンビヴァレンスへの対処行動ですが、それを捉えることができたのは、子どもの母親に対するこころの動きと彼女の私に対するこころの動きに、同型性のゲシュタルトを私が感じ取ったからです。それは、「甘えたくても甘えられない」彼女が幼少期に父親に対してとっていた態度に、ＭＩＵで子どもが母親に認めてもらうために過度に従順にふるまう姿を見て取ったことを意味します。

すると、彼女は「そうですね」と素直に頷くとともに、過去の記憶がつぎつぎに蘇ったのか、「私は、高校・大学時代、誰かが何かを言うと、すぐに反論する人間だった。『ああ言えばこう言う』、そんなところがとても目立っていた」と語りました。そしてさらに「社会人になってまもなく、合同コンパに行ったとき、男性が何か言うと、すぐに反論して理詰めで相手に駄目出しをしていたことを友人から指摘されたことがある」と言いました。彼女は「それまで気づかなかったが、このような話し方をするようになったのは、実父の影響ではないか。昔、相手を決めつけるような言い方をする実父の前でいっさい口答えをしなかったが、こころのなかではいつも反論していた。だから高校、大学に行き、親から離れた頃より、自分を強く出すようになったのではないか。しかし、友人から注意されたことがショックで、今度は極端に自分を出さないように努めるようになった。相手の言うことに同調するようになったのはそのためではないか」と言うのです。幼少期の「甘え」体験の質がその後の彼女の過度に同調する態度をもたらすとともに、ときには「ああ言えばこう言う」、何事にもすぐに反論する「あまのじゃく」的な対人的構えをも生んでいたことが浮かび上がってきたのです。
この回の面接が大きな契機となり、以来、彼女の声には張りが出て、落ち着きも感じられるようになっていきました。その後数年経ちますが、面接では腰を落ち着けてゆっくり語り、薬物療法も不要になるほど順調な経過をたどっています。

＊＊＊

このように「関係をみる」ことによって、彼女はごく自然に過去の自分が人間関係においてどのようにふるまっていたかを想起していきます。そこでわかってきたことは、思春期に入って、「誰かが何か言うと、すぐに反論する人間だった。『ああ言えばこう言う』、そんなところがとても目立っていた」こと、さらにそれを「友人から注意されたことがショックで、今度は極端に自分を出さないように努めてきた。相手の言うことに同調するようになった」と言います。幼少期の「甘え」体験の質が今の彼女の過度に相手に同調する態度をもたらしていることが語られています。現在の〈患者-治療者〉関係において私が感じ取った彼女の応答の起源に、幼少期の「甘え」体験によってもたらされた「あまのじゃく」的な対人的構えが深く関係していることが明らかになったのです。

〈解説４〉根源的不安としてのアンビヴァレンスに肉薄するために

二つの事例を具体的に取り上げながら、「関係をみる」ことがいかに幼少期の「甘え」体験と深くつながっているかを明確に浮かび上がらせました。なぜこのような変化が生まれるのか、本書でこれまで述べてきたことを振り返りながら、再度ポイントを解説します。

(1) アンビヴァレンスは背景化し症状が前景化する

患者（家族）にとって根源的な不安であるアンビヴァレンスは、自らの対処によって背景化していきます。それに代わって前景化してくるのがさまざまな対処行動です。それが固定化ないし恒常化したものを精神医学では症状と称していますが、それが前景化するため、私たちはそれを直接目に触れるかたちで捉えることができるようになります。診断はこれら前景化した症状を手がかりにして行われています。

なぜアンビヴァレンスはこのように背景化するかといえば、アンビヴァレンスという生々しい情動不安につねにさらされることは患者にとってきわめてつらく耐えがたいものだからです。そのため、さまざまなかたちでアンビヴァレンスによる情動不安に対処することになるのです。それは心理的防衛機制として従来語られてきたものの多くが当てはまります。

(2) 背景化した根源的不安としてのアンビヴァレンスは「関係」のなかに立ち現れる

よって、臨床家は患者の症状ばかりに着目していては根本的な治療には程遠いことがわかります。本来めざすべき治療の焦点はアンビヴァレンスに当てられなければなりません。しかし、アンビヴァレンスという情動の動きは背景化して表面的には捉えることができなくなるため誰にとっても治療は困難となります。なぜならそれは潜在化してしまい、いわば無意識の層に留まっているからです。精神分析療法はこの無意識の層に働きかける治療法であることはよく知られています。

潜在化したアンビヴァレンスは患者のみを対象とした「個をみる」態度である限り捉えることはできません。

なぜならアンビヴァレンスとは独特な情動の動きですから、その動きを捉えることができるような態度を治療者にも要請します。それが「関係をみる」ことなのです。

「関係をみる」ことは「関係」に流れている情動の動き（空気感、距離感など）を感じ取ることです。アンビヴァレンスはこの情動の動きを意味しているので、私たちは「関係をみる」ことによってこのアンビヴァレンスに触れ合うことができるのです。ただし、それは情動の動きとして〈患者-治療者〉関係に立ち上がってくるため「感じ取る」ことしか術はありません。自らの「感性」を磨き、それに頼ることしかできません。「関係をみる」ことの難しさはそのような理由に依っているのです。

文献

土居健郎（一九八六）「勘と勘繰りと妄想」高橋俊彦（編）『分裂病の精神病理 15』東京大学出版会、一―一九頁（のち、土居健郎（一九九四）『日常語の精神医学』医学書院、三四八―三六六頁、所収）

土居健郎（一九九四）『日常語の精神医学』医学書院

木村敏（二〇〇五）『あいだ』筑摩書房

小林隆児（二〇一四）『「関係」からみる乳幼児期の自閉症スペクトラム』ミネルヴァ書房

小林隆児（二〇一五ａ）『あまのじゃくと精神療法』弘文堂

小林隆児（二〇一五ｂ）「精神療法におけるエヴィデンスとは何か」小林隆児・西研（編）『人間科学におけるエヴィデンスとは何か――現象学と実践をつなぐ』新曜社、二二九―二七一頁

小林隆児（二〇一六）『発達障碍の精神療法』創元社
小林隆児・西研（編）（二〇一五）『人間科学におけるエヴィデンスとは何か――現象学と実践をつなぐ』新曜社
鯨岡峻（二〇一三）『なぜエピソード記述なのか――「接面」の心理学のために』東京大学出版会

むすびに代えて——感性は学ぶものではなく、自ら磨くものである

「関係をみる」ことを生業としてきた私にとってそれは当たり前のことだったのですが、感性教育を実施して実際に録画ビデオを供覧して感想を聞いていくと、多くの人たちにとって「関係を見る」ことがいかに難しいことかを思い知らされました。同時に、困難である理由を明確にして、それを克服する道を切り拓くことが私に課せられた仕事であると痛切に思うようになりました。

そんなことを考えていたとき、ふと思い出したことがあります。今から六年ほど前に土居健郎の一番弟子と言ってよい小倉清氏（クリニックおぐら院長）、恩師村田豊久氏（元九州大学・西南学院大学教授）そして私との鼎談で、小倉清氏は「最近の若い精神科医たち（に限らないが）が精神療法を行えないのは、自分の中にある放射能が漏れるのが怖いからだ」と驚くような表現で精神療法の難しさを述べています（小倉・村田・小林、二〇一一、一〇八頁）。この言葉を聞いたときには「なんと過激な！」と驚きを禁じえませんでしたが、小倉氏が「放射能が漏れる」と表現した真意は、おそらく自らの内面にうごめいているアンビヴァレンスを面接において患者から誘発されることに対する治療者自身の（無意識の）恐れを指摘したことにあるのだと、今になってよくわかるようになりました。

アンビヴァレンスという独特な情動の動きは、たとえ臨床家であったとしても誰にとっても不快で耐えがたい

情動を呼び覚まします。そうなると捉えがたい情動をなんとか収まりのよいかたちにもっていきたくなります。そこで「……である」という明確なかたち（意味）あるものにして自分自身を納得させたくなるのです。これこそアンビヴァレンスへの対処行動の一つです。つまり、私たち臨床家も知らず知らずのうちに、自分に内在化しているアンビヴァレンスにふたをし、日頃はそれに触れないようにして生活を送っているものなのです。

一般の人たちがそのように対処するのは当然であって、精神的健康を保つうえで大切なことでもあります。しかし、私たち臨床家にとってはそうではありません。もし、臨床家自身がそのことに無自覚であれば、患者に潜在的に蠢いているアンビヴァレンスに気づくことはできません。なぜなら臨床家が自らのアンビヴァレンスにふたをしていれば、患者のアンビヴァレンスを肌で感じ取ることを排除していることになるからです。そうであれば、永遠に患者のこころと触れ合うことはできなくなります。

臨床家がアンビヴァレンスを自らの情動の動きとして実感するためには、このなんとも言いがたい不快な情動を味わい、耐えなくてはなりません。さらには、多少なりともその情動を自らの力で穏やかなものにしていくことが必要です。なぜなら、患者自身が身をもって感じている情動の動きを臨床家が自ら感じ取るとともに、それを穏やかなかたちで患者に投げ返してあげることが私の考えるもっとも大切な治療的営みだからです。

しかし、このことは誰にでもたやすくできるようなものではありません。自分自身の内面にしっかりと向き合い、幼少期体験を想起しながら、過去と現在の連続性を情動を介して実感することが求められるからです。

多くの人は、自らの情動不安が賦活されると、小難しい言葉で置き換えてわかったような気になろうとしたり、流してしまったりと、気づかないうちに自分を守ろうとするものなのです。そのような人間の性を自分自身のこころの動きとして実感したとき、患者自身の苦悩がより身近なものとして感じられるようになるのです。

今、私は臨床家にとっていかに「感性」が大切かを痛切に思うのですが、それとともに、それを十全に生かすことの難しさをも思うのです。それはなぜかと考えたときにわかったのですが、「感性」は他者から学んで身につけられるようなものではないからです。「感性」は、自分自身の内面にそもそも胎内で胎児が成長しつつあるときから脈々と生き続けているものです。そして今日まで他者の力の及ばないところで生き続けています。いや正確にいえば、自分自身の力の及ばないところで生き続けているのです。なぜなら自分の意思ではどうにも思うようにならないものだからです。

しかし、よくよく考えてみると、「感性」は、自分自身がその働きを確かなものとして、けっして疑うことのできないものとしてつねに実感している、そんな性質のものだということに気づきます。そこに私は「感性」に対する明るい希望をもち続けたいと思っています。「感性」はただ他者から学ぶことによって身につけられるようなものではないからです。自らの「感性」はそもそも誰にも平等に（？）もともと備わっているものです。日頃眠っていることの多い「感性」を、私たちが自ら意識することによって、そして呼び覚ますことによって、初めて蘇らせることができるのです。自分自身の内面に向き合い、自分自身で「磨く」ことでしか「感性」はよりよく働いてくれません。それゆえ、私にできることは、臨床家自身の感性への気づきを促すためにほんの少し手助けをすることだけなのです。

これまでの理性重視の学問世界に一石を投じる契機となれば、との思いで本書を書き上げました。今回の執筆はこれまでにない楽しい作業でした。やっと私の治療論の核心をより具体的に読者に提示することができると思ったからです。

最後に、この「感性教育」の試みに参加してくれたすべての学生たちに感謝の気持ちを述べたいと思います。「感性を磨く」ために学生たちと取り組んできた「感性教育」は毎回私にとって大きな驚きと感動の連続でした。これほどまでに厳しい「感性教育」によく熱心についてきてくれたものだと、参加してくれた学生たちみんなには感謝の気持ちでいっぱいです。ときに傷つき、挫けそうになったときもあったでしょう。学生たちの体験談はそのことを赤裸々に語っています。私もつねに真剣勝負で取り組んできました。そこでは教員と学生という上下の関係はなく、参加者全員が対等な関係のなかで、私も含めみんながただ自分自身の感じたことだけを手がかりにして、互いに感じ考えたことを率直に自由に語り合いながら、真剣に対話を進めてきました。だからこそ、そこに新鮮で感動的な体験が生まれたのだと実感しています。

参加した学生諸君全員がこの「感性教育」を契機に、今後さまざまな臨床現場ですぐれた臨床家として着実に歩んでほしいと切に願っています。「感性教育」の体験はそのことをきっと後押ししてくれるものだと私は信じているからです。

二〇一七年 六月

小林 隆児

文献

小倉清・村田豊久・小林隆児（二〇一一）『子どものこころを見つめて——臨床の真髄を語る』遠見書房

著者紹介

小林隆児（こばやし　りゅうじ）

1949 年　鳥取県米子市に生まれる
1975 年　九州大学医学部卒業
1975 年　福岡大学医学部精神医学教室入局
1985 年　福岡大学医学部精神科講師
1988 年　大分大学教育学部助教授
1994 年　東海大学教授（健康科学部設置準備室）
1995 年　東海大学教授（健康科学部社会福祉学科）
1999 年　東海大学大学院健康科学研究科主任教授
2002 年　東海大学大学院健康科学研究科委員長
2008 年　大正大学人間学部臨床心理学科教授を経て，
2012 年より，西南学院大学人間科学部社会福祉学科教授
2016 年より，同大学大学院人間科学研究科臨床心理学専攻教授兼任
児童精神科医，医学博士，臨床心理士，日本乳幼児医学・心理学会理事長
連絡先：ryuji@seinan-gakuin.jp

主　著

『自閉症の発達精神病理と治療』（1999，岩崎学術出版社）
『自閉症の関係障害臨床』（2000，ミネルヴァ書房）
『自閉症と行動障害』（2001，岩崎学術出版社）
『自閉症とことばの成り立ち』（2004，ミネルヴァ書房）
『自閉症の関係発達臨床』（小林隆児・鯨岡峻編）（2005，日本評論社）
『よくわかる自閉症』（2008，法研）
『自閉症とこころの臨床』（小林隆児・原田理歩著）（2008，岩崎学術出版社）
『自閉症のこころをみつめる』（2010，岩崎学術出版社）
『関係からみた発達障碍』（2010，金剛出版）
『子どものこころを見つめて』（対談 小倉清・村田豊久，聞き手 小林隆児）（2011，遠見書房）
『「甘え」とアタッチメント』（小林隆児・遠藤利彦編）（2012，遠見書房）
『発達障害の感覚・知覚の世界』（西研・滝川一廣・小林隆児・佐藤幹夫著）（2013，日本評論社）
『「関係」からみる乳幼児期の自閉症スペクトラム』（2014，ミネルヴァ書房）
『甘えたくても甘えられない』（2014，河出書房新社）
『あまのじゃくと精神療法』（2015，弘文堂）
『人間科学におけるエヴィデンスとは何か』（小林隆児・西研編）（2015，新曜社）
『こころの原点を見つめて』（小倉清・小林隆児著）（2015，遠見書房）
『発達障碍の精神療法』（2016，創元社）
『自閉症スペクトラムの症状を「関係」から読み解く』（2017，ミネルヴァ書房）
その他分担執筆多数

臨床家《りんしょうか》の感性《かんせい》を磨《みが》く——関係《かんけい》をみるということ

2017年10月30日　第1刷発行

著　者　小林隆児
発行者　柴田敏樹
印刷者　西澤道祐

印行所　株式会社　誠信書房
〒112-0012　東京都文京区大塚3-20-6
電話　03 (3946) 5666
http://www.seishinshobo.co.jp/

印刷／あづま堂印刷　製本／イマヰ製本所
<検印省略>　落丁・乱丁本はお取り替えいたします
ISBN978-4-414-41632-9 C3011　Printed in Japan